간호사 · 수련의를 위한

세상에서 가장 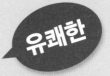 유쾌한

# 인공호흡관리

**저자** | Kogawa Rikimaru
**역자** | 원선영 (삼성서울병원 중환자간호팀)
　　　조수현 (삼성서울병원 중환자간호팀)
　　　이영희 (성균관대학교 임상간호대학원)

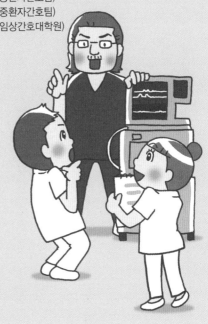

간호사 · 수련의를 위한

# 세상에서 가장 유쾌한
# 인공호흡관리

첫째판 1쇄 인쇄 ┃ 2021년 09월 07일
첫째판 1쇄 발행 ┃ 2021년 09월 17일

지 은 이　古川力丸 (코가와 리키마루)
옮 긴 이　원선영, 조수현, 이영희
발 행 인　장주연
출 판 기 획　한인수
책 임 편 집　임유리
발 행 처　군자출판사
　　　　　등록 제4-139호(1991.6.24)
　　　　　(10881) 파주출판단지 경기도 파주시 회동길 338(서패동 474-1)
　　　　　전화 (031)943-1888　팩스 (031)955-9545
　　　　　www.koonja.co.kr

NĀSU · KENSHUI NO TAMENO SEKAI DE ICHIBAN YUKAI NI
JINKO KOKYU KANRI GA WAKARU HON
text by Kogawa Rikimaru
Copyright ⓒ 2013 Kogawa Rikimaru
All rights reserved.
Original Japanese edition published by MEDICUS SHUPPAN, Publishers Co., Ltd.
Korean translation rights arranged with MEDICUS SHUPPAN, Publishers Co., Ltd.
through A.F.C Literary Agency.

ISBN 979-11-5955-753-8

정가 20,000원

이 책을 찾아주신 독자 여러분께 감사드립니다.

의사의 길로 들어선 지 10년. 중증 환자들, 인공호흡기와 더불어 걸어온 즐거운 시간들이었습니다. 당시의 제 상사는 인공호흡관리 기초도 모르는 저에게 "마무리 잘 해봐"라는 말과 함께 기관내삽관 환자를 병실에 남겨둔 채 나가버렸습니다. 많은 실패를 겪었으나, 다행히 큰 탈 없이 지금에 이르렀습니다. 책을 탐독하고 다양한 세미나에 출석하며, 테스트 폐(testlung)로 시행착오를 반복하여 얻은 지식은 나름 성취의 자부심도 갖게 합니다.

그리고 지금 떠오르는 생각은
'숙련된 사람이 가르쳐 준다면 그리 힘들지 않았을 것이고, 환자를 위험에 빠뜨리는 일도 없었을 것'이라는 점입니다.

인공호흡관리의 기초는 숙련된 사람이 가르쳐준다면 누구나 아주 놀라울 정도로 간단하게, 단 몇 시간 만에 마스터할 수 있습니다.

그러나 인공호흡관리에 종사하는 대부분의 의료인들이 체계적으로 인공호흡관리에 대한 기초 교육을 받지 않고, 불완전한 지식을 무기삼아 임상에서 적용하고 있습니다. 이것은 의료진이나 환자 모두에게 불행한 일입니다.

환자나 그 가족들 입장에서 본다면 생명유지장치인 인공호흡기를 다루고 있는 의료진은 인공호흡관리 전문가이자 전문적인 교육을 받았을 것이라고 생각하는 것이 당연할 것입니다.

이 책은 인공호흡관리에 대해 알기 쉽고 재미있게, 그러면서도 인공호흡관리의 중요한 요소를 포괄한 내용으로 구성되어 있습니다.

일단 읽기 시작하면, 그 즐거움과 의외로움에 매료될 것입니다. 그리고 다 읽고 나면, 당신은 세계 표준 수준의 인공호흡관리 지식을 갖게 될 것입니다. 그 후 이 책은 아마도 당신에게 더 이상 필요가 없을 것입니다.

인공호흡관리 수준이 향상되어 이 책이 잊혀지는 날이 오기를 기대하며.

2013년 2월
코가와 리키마루

# CONTENTS

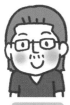

**리키마루 선생**
조용히 알려진 호흡관리 전문가(아마도). 인공호흡관리와 혈액가스에 대해서는 이 분과 겨룰 사람이 없다(없을지도 모른다). 별명: ICU의 신.

**전문의**

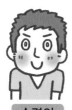

현재 전문의 리키마루 선생님 밑에서 지도 받고 있는 수련의. 장난스럽지만 환자들로부터 사랑받고 있다(간호사가 조금 신경 쓰인다(아마도 간호사가 전문의 선생님을 좋아하는 것 같다).

**수련의**

임상에서 환자들과의 의사소통을 너무 좋아한다. 숫자 쪽은 서투르고, 혈액가스와는 거리를 둔 지 벌써 5년. ICU의 신(神)이라는 별명을 지어준 당사자(이해할 때의 느낌이나 졸면서 움직임이 없는 모습이 마치 동상 같다). 얼마 전 술에 취한 환자가 난동을 부릴 때 도와준 후, 수련의 선생이 약간 걱정된다.

**간호사**

# session 1

## 인공호흡관리의 목적

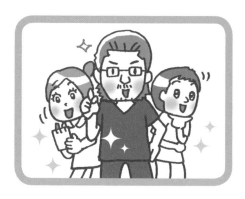

이 세션에서는 인공호흡관리 목적에 대해 논의해보도록 하겠습니다. 인공호흡관리가 필요하다고 판단할 때는 명확한 목적과 알맞은 모니터링 항목을 선택해야 합니다. 인공호흡관리 목적은 크게 세 가지로 기도 확보, 가스교환(산소화와 환기) 개선, 호흡일(work of breathing) 감소입니다. 인공호흡기는 호흡을 돕기 위한 것이지만 유해성도 큽니다. 목적을 명확히 하고 목적이 달성되었다면 가능한 한 조기에 인공호흡기로부터 이탈(weaning)하도록 합니다.

**전문의** 매우 기본이지만, 가장 중요한 질문을 할게요. 인공호흡관리를 왜 하는 걸까요?

**수련의** 네? 그거야 당연히 호흡이 나쁜 사람의 호흡을 돕기 위해 하는 것 아닌가요?

**전문의** 음, 그렇게 당연한 것을 종종 잊어버린단 말이죠.

**간호사** 전 절대 잊지 않아요.

**전문의** 그럼 좀 더 자세히 살펴볼까요? 호흡이 나쁘다는 건, 실제로 어떻게 나쁜 걸까요?

**간호사** 폐렴으로 산소포화도가 낮다거나?

**수련의** 천식으로 호흡이 힘든 사람도 호흡이 나쁘다고 할 수 있죠?

**전문의** 맞아요. 산소화 개선, 환기 개선, 호흡일 감소, 이들이 인공호흡관리의 주된 목

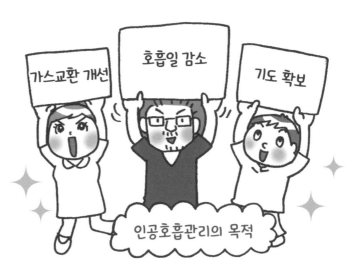

가스교환 개선 / 호흡일 감소 / 기도 확보

인공호흡관리의 목적

적이죠. 산소화와 환기를 합해 '가스교환'으로 묶기도 해요. 이 세 가지에 기도 확보를 더해서 인공호흡관리의 목적으로 삼고 있어요.

**간호사** 가스교환(산소화와 환기), 호흡일 감소, 기도 확보 등이네요.

**수련의** 음, 특별히 이의는 없지만······.

**간호사** 그런데 그런 당연한 일이 왜 중요하죠?

**수련의**

**전문의** 왜 중요하냐고요? 목적을 달성하려면 문제점을 밝히고 대책을 강구하여 목적을 달성했는지 평가할 필요가 있어요. 산소화에 문제가 있으면 폐렴이라는 것을 인식하고, 항균제 등을 처방하여 치료한 후, 산소화가 개선되었는지 안 되었는지 산소포화도나 $PaO_2$로 확인하죠.

**간호사** 아마 목적을 잊어버릴 일은 없을 것 같은데요······.

**전문의** 그런데 종종 잊어버리기도 해요. 산소화는 비교적 잘 관리되고 있는 경우가 많아요. 그럼 환기는 어떨까요?

**수련의** 환기도 마찬가지로 환기 장애라는 것을 밝히고 원인을 찾아내서, 호전되었는지의 여부는 혈액가스분석의 $PaCO_2$로 평가합니다.

**전문의** 역시 수련의 선생답군요! 그런데 말이죠, 사람은 귀찮은 일은 피하려는 성향이 있어서인지 애써 혈액가스분석 검체를 채취하고는 평가는 무의식적으로 피해버리려는 것 같아요. 보다 편하게 얻을 수 있는 눈앞의 데이터에 매달려 함정에 빠져버리는…….

**수련의** 뭐, 모르지는 않습니다만.

**전문의** 인공호흡기를 적용하고 있는 환자의 호흡 상태를 확인하기 위해 평소 어떤 모니터를 사용하고 있죠?

**간호사** 중증 환자의 경우, 심전도 장치를 많이 사용하고 있어요. 그 다음은 산소포화도?

**전문의** 예, 맞습니다! 산소포화도 장치는 간편하게 볼 수 있어서 환자 상태를 다이나믹하게 반영하는 편리한 모니터죠. $PaCO_2$와 산소포화도는 일정한 상관관계가 있는 것으로 알려져 있기 때문에 안심하고 환자 상태를 파악할 수 있어요. 일부러 혈액가스를 채취해 $PaCO_2$를 확인하지 않아도 산소포화도를 보면 환자에게 산소가 어느 정도 있는지 알 수 있어요.

**간호사** 호흡 상태는 겉에서 본 것만으로는 알 수 없으니까 응급실이나 재택진료 시에 편리하겠네요!

**전문의** 맞아요! 상당히 편리해요. 그런데 산소포화도는 방금 인공호흡관리 목적 중, 어떤 항목을 모니터할 수 있을까요?

**간호사** $O_2$ ……겠죠. 산소포화도가 낮으면 산소를 투여하잖아요.

**수련의** 앗, 갑자기 생각났어요. 산소포화도는 산소화의 지표이므로, 환기 장애일 때는 도움이 되지 않기 때문에 환기 장애일 때 산소포화도로 목표달성 평가를 하면 안 된다는 것이군요!

**전문의** 그렇죠. 환기 장애 시에는 산소포화도를 봐도 소용없으니까요. 그럼 호흡일이 과다한 경우에는 어떨까요?

**간호사** 호흡일 과다란 호흡이 하아하아, 쌕쌕거리며 힘들어하는 것이죠?

**수련의** 가스교환과 나눠져 있다는 것은, 가스교환은 정상이지만 호흡이 곤란하다는 의미인가요?

**전문의** 맞아요. 인공호흡관리의 목적은 경우에 따라서는 모든 것이 나쁘기 때문에 적용될 수도 있어요. 두 사람이 말한 것처럼, 호흡일 과다란 가스교환은 문제없지만 호흡이 좋지 않거나, 자발적 호흡을 유지하기 위해 과다한 에너지를 필요로 하는 경우를 말합니다. 보조호흡근을 사용해 숨을 가쁘게 쉬는 듯한 호흡이라고 할까요.

**간호사** 흠. 대략 상상은 되지만…….

**전문의** 자, 어떤 지표(parameter)를 보고 호흡일 과다로 판단하며, 어떤 대책을 세울 것 같아요?

**간호사** ……겉으로 보이는(외관)?

**수련의** 간호사 님! 그렇게 대충 넘어가면 리키마루 선생님께 혼나요! 뭔가 제대로 된……

**전문의** 뭐가 있나요? 다른 사람들도 잘 이해할 수 있게, 나중에 제대로 전달될 수 있도록 호흡일 과다를 표현하기란 매우 어려워요. 그래서 솔직히 겉으로 보이는 모습이라는 대답이 어떤 의미에서 정답입니다. 그럼, 대책은?

**수련의** 기관내삽관하여 인공호흡기를 적용하면 OK입니다.

**간호사** 인공호흡기를 적용하고, 진정제를 투여하면 안정되죠!

**전문의** 그럼 인공호흡기를 통해서는 무엇을 어떻게 평가하고 호흡일 과다가 개선되었다고 판단하는 걸까요?

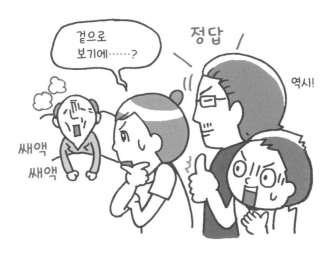

| 간호사 | 겉으로 보기에……? |
|---|---|
| 전문의 | 어쩐지 자신 없는 표정인데요(^^). '겉으로 보기에'라는 막연한 소견으로 기관내삽관을 하고, 삽관 직후부터 겉으로 보기에는 개선됩니다. |

자, 이 사람은 발관(extubation)이나 이탈을 할 수 있을까요?

| 간호사 | 무리라는 건 알겠어요. |
|---|---|
| 수련의 | 평소에는 며칠 정도 재운 후, 적당한 시기를 봐서 발관하는 것 같아요. |
| 전문의 | 상당히 막연하군요……(^^). 호흡일이 과다하여 위험하다고 생각되면 인공호흡기를 적용하는 것 자체는 어쩔 수 없다고 생각해요. 문제는 그 후의 평가와 대처이죠. 이 점에 대해 매우 유용한 새로운 접근방법이 있으니, 다음 세션에서 설명하도록 하죠. |

| 간호사 | 쉽지 않네요……. |
|---|---|
| 전문의 | 괜찮아요. 누구나 알 수 있는 매우 간단한 접근방법이니까요. 근데 이 환자는 발관을 할 수 있을까요? |

뇌 내 출혈로 인한 의식장애가 있고, 기도확보가 필요한 상태였으므로 기관내삽관 및 인공호흡기를 적용했습니다. 중환자실에 입실 직후 산소화, 환기 모두 전혀 문제 없고 호흡일도 정상이며, 자발호흡도 양호합니다.

**간호사** 절대 안돼요!

**전문의** 왜요? 산소포화도도 100%, 호흡은 무조건 최고였는데도요?

**간호사** 하지만 뇌 내 출혈로 의식장애잖아요? 아무리 호흡이 좋아도 발관은 절대 무리예요.

**전문의** OK, 맞아요. 가령 신경외과 선생님에게 수술을 받고(대책), 의식 수준이 개선 되었다면(평가) 발관할 수 있을지 모르지만, 근본적인 치료가 이루어지지 않으면 실패가 눈에 보이는 거죠.

**간호사** 그 정도야 완벽한 간호사인 저는 처음부터 알고 있었습니다. 목적을 명확하게 하는 것이야말로 굉장히 중요하군요.

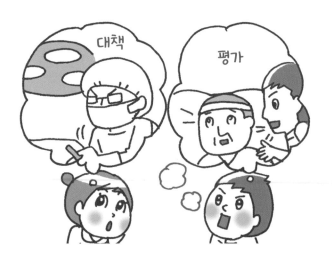

**전문의**  알고 있었군요? 인공호흡기가 만능처럼 보이지만 유해성도 큽니다. 즉, 목적을 명확하게 했을 때, 인공호흡기를 길게 적용하는 것도 피할 수 있어요.

**수련의**  무슨 일이든 장점과 단점은 있으니까요.

**전문의**  나중에 다시 설명하겠지만, 산소 독성으로 시작하여 인공호흡기 관련 폐손상, 인공호흡기 관련 폐렴, 인공기도에 의한 호흡일 증가까지…… 모두 인공호흡기를 중단시키고 싶어 하는 큰 단점이죠.

**간호사**  뭔가 위험해 보인다는 말은 들은 것 같아요.

**전문의**  지금까지의 내용으로 잘 이해했을 것이라 생각하지만, 인공호흡관리에 있어서 그 목적을 명확히 하고 대처해야 합니다. 발관이나 이탈은 최소한 애초의 목적이 제대로 달성되고 있는 것을 확인한 후 진행해 주세요.

### session point

- 인공호흡관리의 목적은 기도 확보, 가스교환(산소화와 환기) 개선, 호흡일의 감소입니다.
- 인공호흡관리의 목적을 명확히 하고, 목적에 적합한 모니터 항목을 선택합니다.
- 인공호흡기 이탈 시에는 적어도 당초의 목적이 제대로 달성되고 있는가를 확인합니다.
- 인공호흡기는 유해성이 있으므로 장기간 적용은 피해야 합니다.

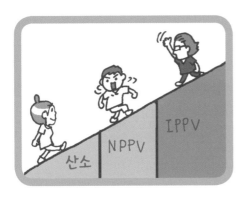

이 세션에서는 산소요법부터 소위 인공호흡관리까지의 흐름을 확인해 보고자 합니다. 그 정도는 이미 알고 있으니 듣지 않아도 된다는 의견도 있을 수 있지만, 산소요법, 비침습적 양압환기(NPPV), 혹은 기관내삽관 · 기관절개를 통한 침습적 양압환기(IPPV), 각각의 적용, 제한점, 주의사항을 이해하는 것은 매우 중요합니다. 가장 흔한 호흡관리인 산소요법은 지체 없이 다음 단계로 넘어갈 수 있게끔 그 제한점과 주의사항을 이해하도록 합니다.

NPPV는 앞으로 확대될 영역입니다. 산소요법과 비교하여 장점을 이해하면서 동시에 IPPV로의 전환을 판단하는 것이 중요합니다. IPPV는 역시 침습적 치료법이므로, 그 적용을 이해하고 IPPV가 불필요해지는 대로 가능한 한 신속하게 다른 관리법으로 변경하도록 합니다.

**전문의** 자, 여기에서는 '인공호흡관리의 흐름'에 대해 생각해 봅시다.

**간호사** 흐름이요……?

**전문의** 네.

**간호사** 삽관하여 인공호흡기를 설정하고, 이탈하고…… 이런 것이죠?

**전문의** 뭐 그 정도죠. 만약 응급외래에 호흡이 좋지 않은 사람이 왔다면, 두 사람은 어떻게 할 건가요?

**간호사** 호흡이 나쁜 원인에 따라 다르겠지만, 우선 산소를 투여한 후 안 된다면 삽관
합니다.

**전문의** 이런 환자를 생각해 봅시다.

> 35세 남성, 발열과 호흡곤란을 주소로 응급실에 왔습니다. 폐에서 수포음
> (rhonchus)이 들리고, 농이 섞인 가래가 있습니다.

**간호사** 음, 흔히 폐렴으로 볼 수 있을 것 같은데요······.

**수련의** X-ray를 찍으면 더 확실해질 것 같은데요? 그리고 가래를 배양해서······.

**전문의** 맞아요. 호흡관리라는 눈높이에서 보면 어떤 중재가 필요할까요?

**간호사** 호흡곤란이 주 호소이므로 X-ray 운운하기 전에 산소부터 투여해야겠죠.

**전문의** 맞습니다. 호흡관리에서 중요한 것은 원인이 무엇이든 우선 중재가 필요하다
는 것입니다. 산소도 투여하지 않고 검사에 시간을 들이는 것은 좋지 않을 것 같
아요. 통상적으로 산소 양은 어느 정도부터 사용하고 있나요?

**간호사** 선생님들 지시에 따라 다르지만, 비강 캐뉼라를 통해 2 L/min 정도로 시
작하는 경우가 많은 것 같아요. 위험할 것 같으면 부분 재호흡 산소 마스크
(partial rebreathing mask)를 통해 10 L/min로 시작하고 있습니다.

**수련의** 특별한 기준이 있는 것도 아니지만 경증이라면 적은 양부터 시작하고, 중증이
면 많은 양에서 줄여가는 경우가 많은 것 같아요······.
모두 부분 재호흡 산소 마스크로 시작해도 좋을지 모르겠지만, 역시 부분 재호
흡 산소 마스크로 관리하고 있던 사람을 응급외래에서 집으로 돌려보내는 것도
마음에 걸리고요.

**간호사** 원래 만성 호흡부전이 있는 사람에게도 부분 재호흡 산소 마스크는 사용하기
힘들고요.

**전문의** 두 사람 정말 훌륭하군요.
이런 사람은 어때요?

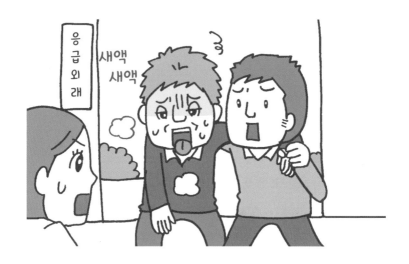

68세 남성, 원래 고혈압과 당뇨병, 고지혈증이 있었고, 1시간 전부터 호흡 곤란으로 숨을 새액새액거리며 응급실에 왔어요.

**수련의**  우와, 여기까지 그렁그렁하는 소리가 들리는 것 같아요.

**간호사**  이 사람은 부분 재호흡 산소 마스크로 괜찮은 거죠? 허혈성 심장질환일 수도 있고⋯⋯.

**전문의**  역시 '완벽한 간호사' (^^). 심전도에서는 좌실 비대가 확인되지만, 분명한 ST 변화는 없고 심근 효소도 증가하지 않은 것 같아요.

**수련의**  급성 심부전이라는 녀석이군요.

**전문의**  수련의 선생, 모르는 게 없군요. 산소는 부분 재호흡 산소 마스크 최대량으로 시작하는 것이 좋을 것 같은데요?

**간호사**  네, 좋을 것 같습니다!

**전문의**  부분 재호흡 산소 마스크 최대량으로, 산소포화도는 아무튼 90%가 되었습니다.

**간호사**　엇, 낮아요. 삽관해야 될 것 같은데요.

**수련의**　근데 심부전이라면 NPPV도 좋지 않을까요? 근거도 확실하다고 들었는데요.

**전문의**　그렇죠. 만약 의료기관에서 NPPV에 익숙하다면 삽관 전에 NPPV를 시도해 봐도 무방할 것 같아요.

**간호사**　NPPV는 어떤 상황에 적응할 수 있나요?

**전문의**　이 환자, 지금은 꽤 상태가 나쁜 것 같은데 앞으로 어떻게 될 것 같아요? 어떤 치료를 하게 될 것 같습니까?

**간호사**　산소를 투여하고, 이뇨제를 사용해서……

**수련의**　다음은 혈압 조절일까요? 비교적 순조롭게 호전되는 경우가 많은 것 같아요.

**전문의**　그렇습니다. 두 분이 말해준 치료법이 급성 심부전이라는 것에 효과가 좋아, 몇 시간 후에는 순조롭게 상태가 좋아지는 경우가 많아요. 몇 시간 후에는 좋아질 것이라고 예상할 수 있는 이런 상황이 NPPV의 가장 좋은 상황이죠. 이 몇 시간을 위해 위험성이 큰 기관내삽관이나 IPPV는 되도록 피하고 싶은 경우죠.

**간호사**　그 밖에 어떤 질환에 적용되나요?

**수련의**　천식 발작이나 COPD의 급성 악화에도 효과가 있다는 얘기를 들은 적 있습니다.

**전문의**　천식 발작도 스테로이드 효과가 나타나면 비교적 빨리 호흡상태 개선을 기대해 볼 수 있습니다.

**간호사**　흠. 하지만 NPPV는 익숙하지 않으면 어렵죠. 삽관도 장난 아니고…… 그런 얘기도 자주 들어요.

**전문의**　그래요. 삽관관리의 단점도 크기 때문에 몇 시간 안에 개선이 된다면 NPPV를 시도해 보고, 안 된다면 주저없이 기관내삽관으로 전환하는 것이 중요해요. NPPV와 IPPV의 가장 큰 차이점인데, NPPV는 환자와 함께 싸워 가지 않으면 안돼요. 예를 들면 지금까지의 경험상, 이 정도의 압력이 필요하다는 생각이 들어도 NPPV라면 낮은 압력에서 천천히 환자의 수용상태를 살피면서 압력을 높여가야 합니다. 허나, IPPV라면 얘기가 달라요. 빠르죠. 필요한 압력을 순식간에 적용해서 수용(동조)되지 않을 경우 진정제를 사용하면 끝나는 일이니까요.

**간호사** 산소를 투여하여 사용할 수 있으면 NPPV를 사용하고, 안 된다면 IPPV를 사용하는 흐름인가요?

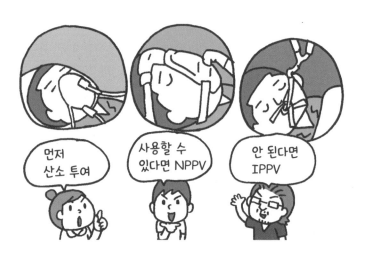

먼저 산소 투여

사용할 수 있다면 NPPV

안 된다면 IPPV

**전문의** 그렇죠. 그러나 산소화 장애라면 그 흐름으로 괜찮지만, 환기 장애라면 산소 투여는 효과가 없으므로 처음부터 NPPV나 IPPV를 선택하게 됩니다. 그리고 이탈은 완전히 반대의 흐름이 될 거예요. 발관 시 NPPV의 필요성을 검토하여 산소 투여량을 줄이고 이탈로 진행하면 됩니다.

## session point

● 호흡 이상을 인지했을 경우, 산소화, 환기, 호흡일, 기도 확보 중 어떤 문제가 있는지를 생각합니다.

● 산소요법 → NPPV → IPPV 순서대로 인공호흡을 하지만 NPPV 시에는 몇 가지 조건(적응증, 금기증)이 있습니다. 울혈성 심부전, 기관지 천식 발작, COPD 급성 악화는 NPPV의 좋은 적응증입니다.

● NPPV 적용 중에는 면밀하게 관리하고, 필요 시 지체 없이 IPPV로 변경해야 합니다.

● 환기 장애 시 산소요법은 효과가 없습니다.

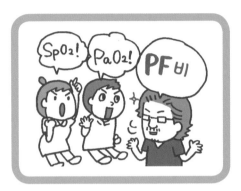

　이 세션에서는 인공호흡관리 목표 중의 하나인 산소화 개선에 대해 논의해보기로 하겠습니다. 산소화 개선이 필요한 경우, 우선 간편한 산소요법이 실시됩니다.

　산소요법에는 비강 캐뉼라나 안면 마스크, 부분 재호흡 산소 마스크와 같은 다양한 전달장치가 있어, 사용되고 있습니다. 임상에서는 ○○ L/min라는 표현을 많이 사용하고 있는 것으로 생각하지만, 산소요법에서 중요한 것은 '어느 정도의 산소농도를 환자가 흡입하고 있는가'하는 점입니다. 따라서 통상적인 산소화 평가에 사용하는 $SpO_2$나 $PaO_2$에 덧붙여 산소농도를 가미한 산소화 지표인 PF 비(PF ratio)가 중요합니다. 산소요법은 너무 친숙하여 제대로 된 대처를 하지 못하는 경우가 많고 수많은 함정이 있습니다. 산소요법을 올바르게 사용할 수 있기 위한 기본적인 사고, 산소요법의 한계를 알아보도록 합니다.

**전문의**　앞 세션에서 목적이 중요하다고 얘기했었죠. 그 중에서도 가스교환이라는 것에 주목해 봅시다. 참고로 뜬금없는 질문이지만, '호흡' 이란 무엇일까요?

**간호사**　들이마시고, 내쉬는 것입니다.

**전문의**　(^^)그래요. 호흡운동이란 들이마시고 내쉬는 것인데, 그럼 들이마시고 내쉬어서 무엇을 하는 거죠?

**수련의**　가스교환, 즉 산소를 섭취하고(흡입하고) 이산화탄소를 배설하는 겁니다.

**전문의**　맞아요. 즉, 호흡이란 폐포의 기체를 교체하여 그 기체로부터 산소를 섭취하고, 이산화탄소를 배출하는 것의 반복이 호흡이죠. 요컨대 최종적으로 그걸 원하는 곳은 어디라고 생각해요?

**수련의** 말초 조직세포입니다.

**전문의** 그렇죠. 우리는 호흡을 해서 폐포에서 산소를 섭취하면, 그것을 혈관(도로)과 혈액(운반책)을 이용해 세포에 전달하는 것이죠. 그리고 세포로부터 이산화탄소를 운반해 오는, 즉 세포도 산소화와 환기를 하고 있는 거죠. 보통 폐포에서 하고 있는 가스교환을 외호흡, 세포에서 하고 있는 가스교환을 내호흡(세포 호흡)이라고 합니다.

호흡 장애란 이 가스교환에 장애가 생기는 것을 의미하는데, 원인에는 두 가지가 있다고 하죠?

**간호사** 그건 산소화 문제와 환기 문제로 인해 호흡 장애가 일어난다는 것입니다.

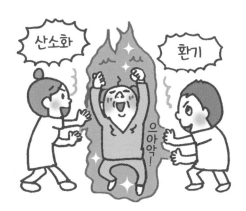

**전문의** OK. 그 말인 즉, 그 두 가지를 개선시키면 호흡 장애가 개선된다는 것이죠. 개선하려면 얼마나 나쁜지 알아야 하고, 어떻게 해야 개선시킬 수 있는지 알면 환자가 호흡 장애에서 벗어날 수 있겠죠. 우선 산소화부터 갑시다.

자, 수련의 선생. 산소화는 어떻게 평가하죠?

**수련의** 혈액가스분석의 $PaCO_2$입니다.

**간호사** 이건 저도 알아요. 산소포화도입니다!

**전문의** 옳거니. 동맥혈 산소분압인 $PaCO_2$와 동맥혈 산소포화도 $SaO_2$예요. 산소포화도는 경피적으로 측정할 수 있어 $SpO_2$로 나타낼 수 있어요. 그럼 두 환자 중 산소화가 좋을 것 같은 쪽은 어디일까요?

---

① 비강 캐뉼라로 4 L/min 산소 투여, $PaO_2$ 90 mmHg, $SpO_2$ 100%의 환자
② 부분 재호흡 산소 마스크 6 L/min, $PaO_2$ 150 mmHg, $SpO_2$ 100%의 환자

---

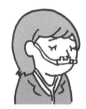  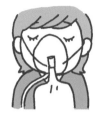

4 L/min산소투여
$PaO_2$ 90 mmHg
$SpO_2$ 100%

6 L/min 산소투여
$PaO_2$ 150 mmHg
$SpO_2$ 100%

---

**간호사** 양쪽 모두 $SpO_2$가 100%니까 느낌은 좋아 보이는데……. 근데 부분 재호흡 산소 마스크로 6 L/min 투여되고 있는 환자는 어쩐지 나빠 보여서, 그쪽 환자의 산소화가 좋지 않은 것 같아요.

**수련의** $PaO_2$로 보면 부분 재호흡 산소 마스크로 투여되고 있는 환자 쪽 산소화가 더 좋습니다. 아마도 다량의 산소가 투여되고 있기 때문이겠지요. 실제로 이렇게 비교해 보면 어느 쪽이 좋은지 잘 모르겠어요…….

**전문의**  그래요. 아까 두 사람이 말한 것처럼 $PaO_2$와 $SpO_2$로 평가하는 것은 맞아요. 근데 약간의 요령이 있어요.

**수련의**  요령이란, 산소 투여량을 말씀하시는 건가요?

**전문의**  맞아요. 그것만은 아니지만 산소화 지표에는 $PaO_2$와 $SpO_2$, 그리고 하나 더 PF 비라는 것이 있어요. $PaO_2$는 흡입산소농도에 따라 그 값의 의미가 크게 달라지므로 꼭 $PaO_2$와 $FiO_2$ (흡입산소농도)와의 관계, 즉 PF 비로 산소화를 평가하도록 유의해 주었으면 해요. PF 비는 $PaO_2 \div FiO_2$로 나타낼 수 있어요. 이때, $FiO_2$는 80%라면 0.8, 60%라면 0.6과 같이 100% = 1.0으로 생각한 소수로 계산하는 것에 주의해야 해요. $PaO_2$는 혈액에 녹아 있는 산소의 압력인데, 높으면 좋은 것이 아니라 목표 수치를 설정해서 관리해 가는 것입니다.

**간호사**  $PaO_2$ 80 mmHg 유지라든지, 70~90 mmHg 목표 등의 지시가 나오겠죠.

**전문의**  요컨대, PF 비에는 좀 더 편리한 사용법이 있어요. PF 비란 말이죠, 현재 폐의 산소화 능력이라고 생각하면 돼요. $FiO_2$ 80%의 산로, $PaO_2$가 200 mmHg인 환자가 있다고 가정합시다. 이 사람의 $FiO_2$를 50%로 낮췄다면, $PaO_2$는 어느 정도일 것 같아요?

**간호사**  글쎄요……. 산소를 낮춰보고, $SpO_2$를 모니터링하고, 혈액가스를 재평가할 수밖에 없을 것 같은데요…….

**수련의**  혹시 PF 비를 사용한다는 말씀이세요?

**전문의**  맞아요.

**수련의**  대략 그럴 것 같았어요. 이 환자는 $PaO_2$ 200 mmHg, $FiO_2$ 80%니까, 200 ÷ 0.8 = 250, 즉 PF 비는 250입니다. $FiO_2$를 50%로 하는 것이니까 역산하여 PF 비 250 = $PaO_2 \div 0.5$, $PaO_2$는 125 mmHg가 된다는 말씀이죠.

| 간호사 | 오-, 역시 이과맨! |
|---|---|
| 전문의 | 실제 다소 차이가 있겠지만, 기본적인 개념으로 '산소분압($PaO_2$)·산소포화도($SpO_2$)와 흡입산소농도($FiO_2$)'를 항상 생각하자는 점은 기억해두도록 해요. 그리고 $SpO_2$는 경피적으로 측정한 산소포화도였는데, 포화도란 무엇일까요? 글자 그대로 본다면 무엇이 무엇인가를 포화하고 있다는 것 정도는 알 것 같은데……. |
| 간호사 | ……? |
| 수련의 | 말하자면, '산소가 헤모글로빈과 얼마나 붙어 있는가'입니다. |
| 간호사 | 아, 그렇구나. |
| 전문의 | $SpO_2$는 산소를 운반하는 헤모글로빈에 산소가 달라붙어 있는 비율, 즉 혈중 헤모글로빈 전부와 산소가 달라붙으면 100%, 절반만 붙어 있으면 50%라는 말입니다. 손가락으로도 측정할 수 있기 때문에 $PaO_2$처럼 혈액가스를 채취해 조사하지 않아도 괜찮아요. 비침습적으로 측정이 가능해, 산소화 지표 중의 하나죠. <br> 자, 실제로 평가해 봅시다. 아까 그 환자분…… |
| 간호사 | 선생님! 잠깐만요. 인공호흡기 같은 것이라면 산소농도를 바로 알 수 있어요. 하지만 마스크나 비강 캐뉼라라면 많다거나 적다는 건 알겠는데, 그 이상의 것들은 알 수 없잖아요? |
| 전문의 | 간호사 님, 좋은 점을 지적했어요. 맞아요. 그래서 이런 표(표 1)가 있긴 하죠. 이 표로 대강의 산소농도를 알 수 있어요. |
| 간호사 | 이걸 주머니에 넣고 다니면 바로 PF 비를 계산할 수 있다는 거군요. |

**표 1 ● 산소 투여량과 흡입산소농도**

| 비강 캐눌라 | | 산소 마스크 | | 리저버 부착 산소 마스크 | |
|---|---|---|---|---|---|
| 산소(L/min) | FiO$_2$ | 산소(L/min) | FiO$_2$ | 산소(L/min) | FiO$_2$ |
| (1) | (0.21) | 5~6 → | 0.4 | 6 → | 0.6 |
| 1 → | 0.24 | 6~7 → | 0.5 | 7 → | 0.7 |
| 2 → | 0.28 | 7~8 → | 0.6 | 8 → | 0.8 |
| 3 → | 0.32 | | | 9 → | 0.8 이상 |
| 4 → | 0.36 | | | 10 → | 0.8 이상 |

벤츄리 마스크에서는 코마(어댑터)에 쓰여 있는 산소 유량으로 FiO$_2$가 정해진다.

**전문의**  그렇죠. 또 예를 들면 이런 환자,

> 비강 캐눌라 2 L/min에서는 PaO$_2$가 60 mmHg로 낮아서, 산소 투여량을
> 4 L/min로 늘렸는데, PaO$_2$는 77 mmHg였다.

즉, 산소 투여량이 배가 되었다 해도 PaO$_2$는 두 배가 되지 않습니다. 그 이유

는……

**수련의**  산소농도는 두 배가 되지 않기 때문에…….

**전문의**  계산해 봅시다. 비강 캐눌라 2 L/min인 사람의 FiO$_2$는 0.28, 비강 캐눌라

4 L/min인 사람의 FiO$_2$는 0.36, 즉 1.3배 정도밖에 되지 않습니다. 따라서

PaO$_2$도 두 배가 되지 않아요. PF 비를 계산해 보면 같은 사람의 같은 시기의

혈액가스를 기초로 하고 있기 때문에, 당연히 같겠지만……

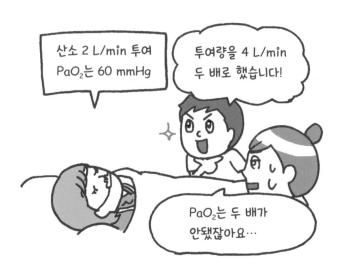

산소 2 L/min 투여 PaO₂는 60 mmHg

투여량을 4 L/min 두 배로 했습니다!

PaO₂는 두 배가 안됐잖아요…

60 ÷ 0.28 = 214, 77 ÷ 0.36 = 214

역시 동일하죠.

즉, 이 사람은 PF 비 214라는 산소화 능력을 가진 사람이고, 비강 캐뉼라 4 L/min 투여로 겨우 PaO₂가 77 mmHg가 된 사람이라는 뜻이죠. 그런데 PF 비 214는 높은 편일까요?

**수련의**  조금 낮습니다. PF 비의 정상은 300 이상으로, 300 이하는 ALI (급성 폐손 상), 200 이하는 ARDS (급성 호흡곤란증후군)를 나타내는 것으로 알려져 있어서, 이 사람은 ALI 상태입니다.

**전문의**  그렇죠. PF 비를 계산한 것만으로 산소화 평가가 가능하고, 병리적 상태의 중 증도까지 알 수 있는 것이죠.

**간호사**  후아……. 굉장하군요. 혹시, 아까 어느 쪽 산소화가 좋은지에 대한 문제도 쉽게 계산해서 알 수 있는 건가요?

**전문의**  물론입니다. 어느 쪽 산소화가 좋은지 생각 중이었죠? 미안해요. 자 그럼, 아 까 두 환자를 실제 계산해 보면 어떨까요?

비강 캐뉼라 4 L/min PaO<sub>2</sub> 90 mmHg,

부분 재호흡 산소 마스크 6 L/min PaO<sub>2</sub> 150 mmHg,

비강 캐뉼라 환자의 FiO<sub>2</sub>는 얼마일까요?

**간호사** 0.36입니다. 부분 재호흡 산소 마스크 6 L/min가 0.6이니까요.

**수련의** 그럼 비강 캐뉼라 환자는 90 ÷ 0.36 = 250 즉, PF 비가 250입니다.

**간호사** 부분 재호흡 산소 마스크 환자는 150 ÷ 0.6 = 250, PF 비 250입니다. 그렇다면 이 두 사람의 PF 비는 같고, 산소화도 동일하다는 건가요? 그럼 부분 재호흡 산소 마스크를 쓴 환자는 산소를 더 낮출 수 있다는 뜻인가요? 헷갈려요!

**전문의** 그렇죠. 실제로 좀 더 산소를 내릴 수 있다는 느낌이 정말 중요하니까 기억해 둬요(^^). 그리고 PF 비에 관해서인데, 제대로 PF 비로 생각하지 않으면 언뜻 봐서는 평가할 수가 없어요. 게다가 PF 비는 꽤 쓸만해서, 이런 때도 사용할 수 있어요. 아까 간호사 님이 산소를 낮출 수 없냐고 했는데, 얼마나 내려야 할지 알고 싶을 때도 사용할 수 있어요.

**수련의** 뭔가 알 것 같기도 해요……. 혹시 역산인가요?

**전문의** 네 맞아요. 즉, PF 비라는 것은 PaO<sub>2</sub> ÷ FiO<sub>2</sub>이지만, 산소를 낮추면 얼마나 되는지를 알고 싶다면 식을 바꾸면 됩니다.

**간호사** 식을 바꿔요?

**전문의** 네, 바로 역산이죠. 알고 싶은 것은 FiO<sub>2</sub>를 내렸을 때의 PaO<sub>2</sub>이기 때문에 PaO<sub>2</sub> 등식을 생각하면 돼요.

$$PaO_2 = PF \ 비 \times FiO_2$$

앞의 식이랑 똑같죠?

**간호사** 어렸을 때 배웠던 산수군요(^^).

**전문의**  생각하며 식을 만드는 것이 싫다면, 아까 흡입 산소량과 농도 표 안에 써서 사용하면 됩니다.

**수련의**  음, 즉 $FiO_2$를 알고 싶으니까, $FiO_2 = PaO_2 \div PF$ 비가 되는군요.

**전문의**  맞습니다. 이것으로 조금 전 간호사 님이 말한 산소 과잉이란 것은 사라지죠. 조금 줄여 보면요?

**간호사**  갑자기요?! 음, 산소를 얼마나 낮출 수 있는지 알고 싶은 것뿐이니까,

$$FiO_2 = PaO_2 \div PF \text{ 비}$$

부분 재호흡 산소 마스크를 쓴 사람의 PF 비는 250이었죠. $PaO_2$는……

**전문의**  음, 이 부분이 약간의 요령이 필요한데, 목표인 $PaO_2$를 떠올려 계산해 봐요. 대략 이 정도라면 괜찮다하는 값(수치)이요.

**간호사**  그럼, 일단 정상 수치인 90 mmHg를 목표로 해볼까요?

$PaO_2$ 80~100 mmHg라고 쓰여 있으니까요.

$FiO_2 = 90 \div 250$니까 0.36, 즉 36%의 흡입산소 농도가 있으면 된다는 것이니까, 대략 비강 캐눌라로 4 L/min 정도군요. 비강 캐눌라 4 L/min 투여하면, 이 환자는 $PaO_2$가 90 mmHg 정도가 됩니다. 즉, 부분 재호흡 산소 마스크 6 L/min는 고농도 산소는 불필요하고, 비강 캐눌라 4 L/min로 충분하다는 말이군요!

**전문의**  그렇죠.

**수련의**  혈액가스로 PF 비를 계산하면 정확히 환자의 산소화를 평가할 수 있고, 그 후의 산소투여도 정확하게 할 수 있다는 것은 알겠습니다만……

**간호사**  저도 이해했어요. 하지만 우리가 항상 보고 있는 $SpO_2$는 어떻게 사용하나요? 지금까지 전혀 나오지도 않았고, $PaO_2$나 PF 비를 볼 수 있다면 필요 없는 건가요……?

**전문의**   그렇지 않아요. 오히려 환자를 치료하려면 SpO₂ 쪽이 더 중요해요. SpO₂의 장점은 뭘까요?

**간호사**   지속적으로 모니터링할 수 있다……?

**전문의**   네. 혈액가스를 채취하면 어느 시점에서의 산소화는 객관적인 수치로 명확히 나타나는데, 그 직후 혹은 현재의 산소화가 어느 정도인지는 알 수 없지요? 그러니까 지속적으로 모니터링할 수 있는 SpO₂는 매우 유용해요. 원래 산소포화도와 PaO₂는 어떤 관계인지 알고 있나요?

**간호사**   PaO₂ 60 mmHg 정도에서 산소포화도가 90%, S자 곡선으로 나타난다는 것 정도는 알고 있어요.

**수련의**   산소포화도가 90% 이하이면 산소포화도 곡선이 급격하게 낮아지므로, 임상 상은 90% 이상을 유지하도록 배웠습니다.

**전문의**   맞아요. 산소포화도와 PaO₂는 어느 정도 상관한다고 알려져 있기 때문에, 매회 혈액을 채취해 PaO₂를 보지 않더라도 산소포화도를 모니터링할 수 있다면 안심하고 관리할 수 있는 거예요.

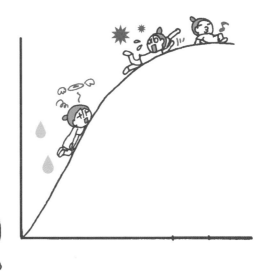

산소포화도는
90% 이상을
유지합니다!!

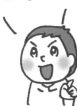

자, 그럼 두 분에게 질문할게요. 산소포화도와 $PaO_2$ 중, 어느 쪽이 중요할 것 같나요? 물론 서로 상관관계니까, 어느 한쪽만 선택할 순 없지만⋯⋯.

**간호사**  그야 $PaO_2$요. 일부러 선생님들을 불러서 환자를 아프게 하면서까지 채취하는 것이니까요.

**수련의**  동감이에요. 산소포화도 쪽이 중요하다면, 동맥혈 가스를 채취할 만한 의미가 없는 걸요.

**전문의**  두 사람 다 동의하는 것 같군요. 잠깐, 다음 식을 봐줘요.

$$CaO_2 = 1.34 \times Hb \times SaO_2/100 + 0.0031 \times PaO_2$$

$CaO_2$는 산소 함유량이고, 이 식은 혈중에 어느 정도의 산소가 들어있는가를 나타내고 있어요. 산소는 혈중 헤모글로빈(Hb)에 붙어있는 것과 혈장 안에 녹아 있는 것이 있어요. 이 식의 전반부가 헤모글로빈에 붙어 있는 부분의 산소량을, 후반부가 혈장 안에 녹아 있는 산소량을 나타내고 있어요. 실제 계산해 보면 알겠지만, 전자(Hb에 붙어있는 부분)가 압도적으로 산소량이 많아요. 보통 Hb는 13 g/dL 정도, 산소포화도는 97% (0.97) 정도죠.

**간호사**  학생 때 본 적 있는 식인 것 같은데, 그런 의미가 있었군요. 그럼 수혈을 통해 Hb를 올리면, 산소 함유량이 늘어난다는 것인가요?

**전문의**  그렇죠. 다만, 수혈은 그 유해성도 알려져 있어요. 통상적으로 산소 함유량을 늘릴 목적으로 수혈하는 경우는 없어요.

**수련의**  그럼, 아프다는 생각까지 들게 하면서 채취하는 혈액가스분석은 왜⋯⋯.

**전문의**  혈액가스분석이 필요할 때도 있어요. 예를 들어, 순환이 좋지 않아 산소포화도를 모니터링할 수 없을 때. 이럴 때는 동맥혈을 채취해서 $PaO_2$로 평가해야 해요. 혹은, 산소화는 PF 비를 계산하여 현재의 산소화 능력을 엄밀하게 측정할 수 있기 때문에 객관적인 지표를 이용해 평가할 때 또는, 산소포화도와 $PaO_2$의 상관관계를 볼 때 중증 상태라면 산소해리곡선이 정상에서 벗어날 수 있으므로, 그럴 경우 혈액가스분석을 통해 $PaO_2$와 산소포화도의 차이를 확인할 필요가 있거든요. 뭐, 평소 익숙해진 산소포화도가 너무 중요한 것이어서 목표 범위 내에서 제대로 관리해가야 한다는 것이겠죠.

**수련의** 여기까지의 이야기로 PF 비에 따라 산소화를 명확히 파악할 수 있고, 심지어 적정한 산소화를 유지하기 위해 PF 비를 능숙하게 사용하여 $FiO_2$를 도출하고, 산소투여 방법이나 투여량을 결정할 수 있는 것을 이해했습니다. 게다가 산소화를 유지한다는 의미에서, 산소포화도가 매우 중요하다는 것도 알게 되었어요. 하지만 처음에 환자끼리 산소화를 비교한다는 강의에서 $SpO_2$는 두 사람다 100%로 양호해서 구분이 되지 않았으므로, 결국 PF 비를 이용해 밝혀진 적이 있었어요. 그렇게 생각하면 어쩐지 $SpO_2$는 믿음이 가지 않고 쓸모없는 게 아닐까라는 생각이 들기도 해요.

**전문의** $SpO_2$ 모두 100%여서 비교할 수 없다면, 비교할 수 있는 범위까지 가져오면 되지 않을까요?

**간호사** ???

**전문의** 역으로 말하면, $SpO_2$는 일정 범위를 넘으면 정확히 알 수 없다……

**수련의** ……! 어쩌면 알았을지도 몰라요. 100% 이상이라면 의미가 없다?

**간호사** 그럴 리 없잖아요. 왜냐면, $SpO_2$의 최대치는 100이거든요. 최상!이라고 했으니까, 당연히 최고 아니에요?

**전문의** 분명히 최상이고, 최고인 게 아닌가라고 착각하기 쉽죠. 그러나 그 최고라는 믿음이 위험해요. 잠깐 이 환자를 봐주세요.

처음에는 호흡상태를 안정화시키기 위해 부분 재호흡 산소 마스크로 산소 투여가 10 L/min로 시작되었는데, 산소 투여를 시작할 때 혈액가스분석으로 평가하면 $PaO_2$는 300 mmHg이다. PF 비는 얼마일까?

**간호사** 　300 ÷ 0.8이니까 375입니다. 산소화는 정상이구요.

**전문의** 　그렇지. 이때는 정상이군요. 전문의가 담당 간호사와 수련의에게, 이 환자는 산소화가 악화될 수 있으니 산소화가 나빠지면 즉시 알리라는 말을 남기고 당직실로 돌아갔습니다. 그래서 두 사람은 필사적으로 $SpO_2$를 지켜보고 있었으나, 경과 내내 100%를 유지하였구요. 산소화가 나빠질 수도 있으므로 간호사도 필사적으로 관찰했고, 걱정되어 산소 투여량도 떨어뜨리지 않고 부분 재호흡 산소 마스크인 채로 관리했습니다. 그리고 6시간 후, 전문의가 와서 다시 한 번 혈액가스를 채취하여 평가했습니다. 산소화에 대한 질문을 받은 수련의는 물론 "$SpO_2$는 변함없이 100% 양호합니다!"라고 대답했습니다. 그러나 혈액가스분석 결과는…… $PaO_2$는 100 mmHg이었습니다.

**수련의** 　큰일났다…….

**전문의** 　왜요? $PaO_2$는 정상이지 않아요? $SpO_2$도 100%인데요.

**간호사** 　그렇지만……, PF 비가 100 ÷ 0.8 = 125까지 떨어지고 있어요……!

**수련의** 　맞아요. PF 비로 생각하면, 정상에서 ARDS가 되어 버렸어요!

**간호사** 　그런데 빈틈없이 $SpO_2$를 관찰하고 있었는데 왜 그런 것인가요? 역시 $SpO_2$는 도움이 되지 않는 것일까요?

**전문의** 　그렇지 않아요. 여기가 $SpO_2$를 잘 다루는 데 있어서 매우 중요한 포인트인데, $SpO_2$는 100%를 표시해서는 안돼요.

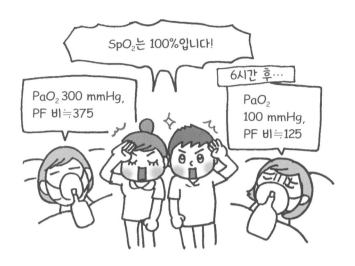

**수련의**    ???

**간호사**    ??????

**전문의**    두 사람 눈이 ??모양이 되었네요(^^). 즉, 조금 전 수련의 선생이 말한 것처럼, $SpO_2$는 100% 이상에서는 $PaO_2$가 100 mmHg에서도, 300 mmHg에서도 100%가 표시되어 버려요. 그러니까 이 사람처럼 쭉 100%가 표시되어서, 산소화의 악화를 전혀 알아채지 못하는 것이죠.

**수련의**    흐음, 그래도 100%는 좋은 게 아닌가요?

**전문의**    환자의 징후를 알아챌 수 없다는 의미에서는 오히려 해가 클지도 몰라요. 예를 들어 처음 시점에서 산소화가 좋았다면, PF 비를 사용해 재빨리 산소 투여량을 낮춰야하지 않았을까요. 환자의 산소화가 좋아져도 나빠져도 알 수 있도록 $SpO_2$ 94% 정도를 표시해두면, $PaO_2$가 내려감과 동시에 $SpO_2$도 내려가겠죠. 예를 들면, $SpO_2$가 94%라고 하면 $PaO_2$ 80 mmHg 정도.

**수련의**   $PaO_2$ 80 mmHg라는 것은, 이 사람의 PF 비는 375이니까 $FiO_2$ = 80 ÷ 375 즉, 대략 0.21…… 위험하군요. Room air라면 괜찮지 않을까요?

**전문의**   그럴지도 몰라요.

**간호사**   하지만 그런 건 무서워요. 가뜩이나 환자 산소화는 나빠질지도 모른다고 위협 받고 있잖아요……(침울).

**전문의**   그렇죠. 하지만 언제 나빠졌는지 몰라서 대처가 늦는 것보다, 나빠졌을 때 바로 대처할 수 있는 쪽이 낫지 않을까요? 환자를 위해서도 말이죠. 모두의 대처 여하에 따라 급변이 아닌 악화로 대신합니다. 그리고 여기서 모두가 산소를 낮추고 싶어질 만한 에피소드를 말하고 싶은데 괜찮을까요?

**간호사**   낮추고 싶어질 이야기요?

**전문의**   21% 산소(공기) 투여와 100% 산소 투여는 무엇이 다른가에 대한 얘기예요. 21%의 산소를 흡입하는 것은 공기 중에 포함된 질소 8개와 2개의 산소가 투여 된다는 것이에요. 산소는 혈액 속으로 흡수되고, 질소는 흡수되지 않는 성질을 가지고 있어요. 즉, 2개의 산소는 혈중으로 흡수되지만, 폐포 내에는 8개의 질소가 남아요. 100% 산소 쪽은 10개의 산소 모두 혈중으로 흡수되어 버리기 때문에 폐포 내에 기체가 남지 않고 허탈해지기 쉽다고 합니다. 이것을 흡수성 무기폐라고 하죠.

물론 이것은 책상에서의 얘기로, 모든 폐포에서 이 현상이 일어나는 것은 아니 지만 몇몇 폐포에서는 그런 현상이 일어나고 있어요. 산소화가 나빠지면 100% 에서건 95%에서건 별로 다르지 않기 때문에 높은 $FiO_2$로 괜찮다고 생각하기 쉽지만, 그럴 때일수록 어느 쪽이든 좋다면 5%라도 좋으니 $FiO_2$를 낮춰서 폐 포를 가능한 한 허탈하지 않게끔 하는 노력이 필요하다고 생각합니다.

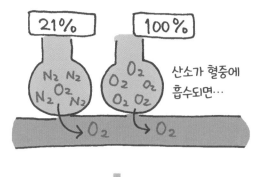

산소가 혈중에 흡수되면…

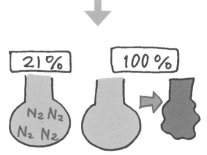

산소가 혈중으로 유입된 후 폐에 질소가 없어 폐포가 허탈해지기 쉽다.

**간호사**  산소는 미용에도 좋다고 하니 투여하면 할수록 좋다고 생각했는데, 비용면에 서가 아니라 환자를 위해서 되도록 산소를 낮춰주는 게 좋을 것 같네요.

**수련의**  과연…….

**전문의**  물론, 필요한 산소를 억지로 낮출 필요는 없어요. 허나, 적정 $SpO_2$에서 94% 정도, $PaO_2$에서 75~85 mmHg 정도를 유지해 주면 환자가 좋아지는 것도 나 빠지는 것도 손에 잡힐 듯 알 수 있죠. 그렇게 하면 아까의 환자도 '6시간 후' 가 아니라 1시간 후, 혹은 30분 후에 그 변화를 알아채서 더 빨리 원인을 찾아 내어 치료도 빠르게 할 수 있어요.

**간호사**   겁을 내거나 해서는 안 되는군요. 정말 무엇이 환자에게 도움이 되는 것인지 제대로 판단하지 못하면 독이 될 수도 있다는 말씀이죠. 열심히 하겠습니다!

**수련의**   간호사 님은 환자 일이라면 바로 정색을 하죠. 저도 혼나지 않도록 열심히 하겠습니다(^^).

## session point

● 산소화 평가에는 $PaO_2$, PF 비, $SpO_2$를 이용하며, 흡입 산소농도($FiO_2$)가 중요합니다.

● 흡입산소농도를 가미한 산소화 지표인 PF 비가 유용하며, 자주 사용할 수 있는 환산식이기도 합니다.

● 낮출 수 있는 산소농도는 신속하게 낮춥니다. 부주의하게 높은 $SpO_2$는 피해야 합니다. 고농도 산소는 폐에 손상을 줍니다.

# session

## 4 환기 평가와 조절

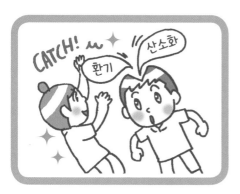

이 세션에서는 환기에 대해 논의하도록 하겠습니다. 가장 중요한 포인트는, 환기는 산소화와 구분하여 생각해야 한다는 점입니다. 산소화는 앞에서 설명한 것처럼 평가하고, 그 다음에 환기를 평가합니다. 환기는 일반적으로 $PaCO_2$로 평가하고, 일회호흡량과 호흡수의 곱인 분당환기량으로 조정합니다. 다만, 다음 세션에서 자세히 설명하겠지만, 적절한 환기 = $PaCO_2$를 정상화시키는 것이 아니므로 주의하도록 합니다.

| 전문의 | 그럼 가스교환의 다른 하나, 환기에 대해 얘기해보도록 하죠.

| 간호사 | 환기는 방의 환기를 위해 창을 여는 정도 밖에 생각나지 않아요. 환기팬 같은……

| 전문의 | 그렇지요. 환기란 공기를 바꿔 넣는 것이죠. 바깥 공기를 안으로 넣고 안에 있던 공기를 내보내는, 즉 사람의 가스교환인 '환기'도 그런 것이죠. 공기를 바꿔 필요 없게 된 $PaCO_2$를 배출하는 것이 환기예요. 그렇다면 환기평가는 무엇일까요?

| 수련의 | 요컨대 $PaCO_2$로 평가하는 것일까요!?

| 전문의 | 그런 뜻이겠죠?

| 수련의 | 최근 $EtCO_2$도 유행이죠?

**전문의**    유행까진 아니지만, 꽤 주목받고 있어요.

**간호사**    $EtCO_2$는 무엇입니까?

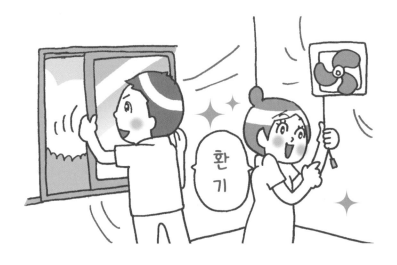

**전문의**    호기말 이산화탄소($EtCO_2$)라고 하여, 호기에 포함된 $CO_2$의 농도를 측정하여 파형으로 표시하거나, 마지막 고원압(plateau pressure) 부분, 결국 완전히 다 내쉰 부분의 값을 수치로 나타낸 것입니다. 수술실 같은 곳이라면 익숙한 측정이죠.

2010년에 개정된 AHA 소생의 가이드라인에서도, $EtCO_2$는 두 가지 지표가 될 수 있는 중요한 것으로 간주되고 있어요. 하나는 기관내관이 기관 내에 삽입되어 있는지를 확인하는 도구이고, 또 하나는 심폐 정지 등으로 이송된 사람의 $EtCO_2$의 급격한 증가는 폐순환의 회복으로 생각할 수 있다는 것이거든요.

그런데 그뿐만 아니라, $EtCO_2$의 파형에서 제한성(restrictive) 폐질환이나 폐쇄성(obstructive) 폐질환, 인공호흡기 회로의 절단 등 여러 가지를 알 수 있어 유용해요. 호흡관리를 하는 데는 특히 중요하고, 편리성이 높죠.

**수련의** 혈액가스분석으로 $PaCO_2$를 채취하지 않아도, $EtCO_2$로 보면 환자에게 부담도 덜어줍니다. 요컨대, 비침습적으로 환기평가가 가능해졌다는 말씀이죠. 그런데 $PaCO_2$와는 어느 정도 차이가 있는 건가요?

**전문의** 보통 $EtCO_2$가 $PaCO_2$보다 다소 낮다고 보고 있죠. 다만, COPD처럼 사강이 많아지는 질환에서는 차이가 커질 수 있어요. 기본적으로 $EtCO_2$는 $PaCO_2$와 상관관계가 있기 때문에, 계속 지켜보며 점점 올라가거나 떨어지는 것을 관찰하여 대략적인 $PaCO_2$를 파악할 수 있어요.

**간호사** 그렇군요…….

**수련의** 환기 평가는 $PaCO_2$나 $EtCO_2$로 하는 것이군요. 그럼 이번에는 어떻게 관리하는지, 어떻게 조절해 가는지가 문제네요.

**전문의** 그렇죠. 수련의 선생, 점점 이해가 되시는군요.

**간호사** 환기 조절? 근데 공황장애가 있는 사람이라면, 심한 빈호흡을 하게 되어 과환기로 $PaCO_2$가 떨어지거나 해서 손 같은 것이 마비되어 버리죠. 그런가요?

**수련의** 그런 느낌이…….

**전문의** 그렇죠. 그런 느낌이죠(^^). 요컨대 환기량으로 $PaCO_2$를 조절하는 거죠. 따라서 통증이나 불안감으로 빈호흡이 되면 $PaCO_2$는 떨어져 버려요.

이 환기량은

일회호흡량 × 호흡수 = 분당환기량

이라는 형태로 나타내요.

**간호사** 즉…… 환기 평가는 $PaCO_2$, $EtCO_2$로 하고 조절은 분당환기량, 즉 일회호흡량이나 호흡수로 한다는 말씀이네요?

**전문의** 그렇죠. 그럼 다음 환자를 통해 실제로 생각해볼까요?

> COPD 환자처럼 PaCO$_2$가 40 mmHg 이상으로, 환기 장애가 발생하면 어떻게 할까?

**수련의**    음……. 분당환기량을 올리면 되니까, 일회호흡량이나 호흡수를 늘립니다.

**전문의**    그렇죠. 그럼, 어떻게 일회호흡량이나 호흡수를 증가시키죠?

**간호사**    심호흡을 격려하거나……(멋쩍음)?

**전문의**    간호사 님, 이상한 것 같죠?

**간호사**    그야, 이미 호흡 장애가 있으니까 힘들게 애쓰고 있는 환자가 더 이상 힘을 낼 수 있을 것 같지는 않고, 저도 말할 수 없는 걸요.

**전문의**    그건 그래요. 그럼 어떻게 해야 할까요?

**수련의**    NPPV는 어떻습니까?

**간호사**    NPPV는 '인공호흡관리의 흐름' 세션에서 나온, 그 마스크에서 바람이 나오는 녀석인가요?

**전문의**    좋은 아이디어네요. NPPV에서 자발호흡에 대해 압력보조(pressure support)를 가해주면, 오르막에서 엉덩이를 밀어주는 것처럼 들이쉬는 것이 조금 편해지는 것으로 알고 있어요. 들이쉬기 쉬워져서 일회호흡량을 늘릴 수 있을지도 모르죠.

**수련의**    일반 IPPV였다면 단순히 설정을 변경하면 되는 거죠.

**전문의**    맞아요. 여기에서 중요한 것은 어디까지나 환기 조절은 분당환기량으로 한다는 점입니다.

**간호사**    선생님, 꽤 끈질긴 성격이네요(^^). 아까부터 몇 번이나 말씀하시는 거예요? 잊어버리셨어요?

**수련의**    그런 실례를! 근데 확실히…….

**전문의** 왜냐하면, 사람들이 금방 잊어버리니까 그래요. 예를 들어, 평소 환기가 안 좋은 사람에게 호흡이 나빠 보인다, 고통스러워 보인다는 이유로 산소투여를 하지 않나요?

**수련의** …….

**간호사** 하지 않았죠, 그렇죠 수련의 선생님?

**수련의** 항상 외래 환자가 오면 일단 산소를 투여했을지도 모르죠.

**전문의** 산소 투여로 환기 장애나 그로 인한 호흡곤란이 줄어든다고 생각해요?

**수련의** 아뇨…….

**전문의** 그렇죠? 반대도 마찬가지지만, 산소화가 나쁜 환자에게 분당환기량을 올려도 $CO_2$가 낮아질 뿐, 산소화와는 관계가 없어요.

**수련의** 그렇군요…….

**전문의** 다만 한 가지, 질식이나 상기도 폐색, 의식장애 등으로 인한 폐포 저환기 상황만은 별개죠. 폐포 저환기는 환기가 너무 나빠서 새로운 공기를 보내지 못해 산소화도 환기도 손상을 받게 된 상태를 말하기 때문에, 그때만큼은 별개예요. 그렇지만, 그 이외의 상황에서는 산소화와 환기는 나누어 생각해야 해요. 그리고 산소화는 $FiO_2$를 올려서 개선시킬 수 있었지만, 환기를 개선시키기 위해서는 NPPV나 IPPV와 같은 어떤 인공호흡관리가 필요하게 돼요. 즉, 환기 장애가 나타나면 인공호흡관리가 필요하다는 뜻이죠.

**간호사** 과연…….

**수련의** 함부로 하는 산소 투여는 안 된다고 지난번 세션에서 말했는데, 역시 명심하지 않으면 잊어버리는군요. 아무리 급하고 당황하더라도, 항상 완벽하게 치료하도록 명심하겠습니다!

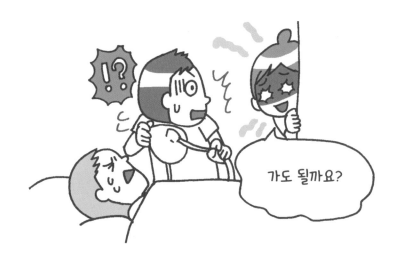

가도 될까요?

**간호사** 수련의 선생님이 잊어버리면, 제가 말씀 드릴게요(^^).

**전문의** 하지만 여기까지는 매우 간단하지요? $PaCO_2$만 보면 되고 분당환기량으로 조정하면 좋을 것 같지만, 정말 환기가 어려운 것은 지금부터예요. 특히 평가하기가 어렵습니다.

**간호사** 왜죠? $PaCO_2$나 $EtCO_2$를 보고 35~45 mmHg 정도에서 벗어나면 이상 수치죠? $CO_2$가 너무 높으면 분당환기량을 올리고, $CO_2$가 너무 낮으면 분당환기량을 내리면 된다…… 매우 간단한데요?

**전문의** 네. 아주 간단할 것 같은데……. $PaCO_2$ 60 mmHg이라는 상황을 한번 상상해 봐요. 이 $PaCO_2$가 만약 90 mmHg에서 떨어지고 있다면 어떨까요?

**간호사** 좋아지고 있다?

**전문의** 그렇죠. 뭔가 중재해서 좋아지고 있는 것이 예상됩니다. 그럼 40 mmHg에서 올라가고 있다면?

**수련의** 환기 장애가 나타나고 점점 쌓여가고 있기 때문에, 무엇이 원인인지 알아보고 그에 따른 중재가 필요합니다.

**전문의** 좀 더 가볼까요?

자, 원래 만성 II형 호흡부전 환자의 적정 수치는 어느 정도일까요?

- 원래 60 mmHg에서 pH를 유지하고 있는 사람을 이상 수치라고 해서 40 mmHg까지 내려도 될까요?
- 대사성 산증 환자의 적정 수치는?
- 두개내압 증가 환자의 적정 수치는?
- 대사성 알칼리증 환자의 적정 수치는?

각각 생각해봐요. 어때요?

**수련의** 좀 어렵긴 하지만, 확실히 대사성 산증인 사람은 그 이상(異常)을 어떻게든 몸으로 보상하기 위해 빈호흡을 해서 $PaCO_2$를 낮추고, 어떻게든 pH를 유지하려 할 테니, $PaCO_2$는 정상보다 낮아질 것입니다. 그것은 비정상이라고 할 수 없습니다……

**전문의** 그렇죠. 뇌가 부어있는 환자라도 부종을 막기 위해 뇌 혈관을 수축시켜 가능한 한 붓지 않게 합니다. 사람의 몸은 그런 식으로 만들어져 있지요. $PaCO_2$가 올라가면 혈관이 확장되고, 반대로 $PaCO_2$가 떨어지면 혈관이 수축돼요. 따라서 뇌가 부어오르면 환자는 빈호흡이 되거나 하여 $PaCO_2$를 내려서 어떻게든 뇌가 붓지 않도록 대처합니다. 그때의 $PaCO_2$를 40 mmHg 이하의 이상 수치라고 하여 올릴 수는 없어요.

**수련의** 대사성 알칼리증도 어떻게든 pH를 유지하기 위해 $CO_2$를 축적하기 때문에 40 mmHg 이상이라고 해서 그것을 이상 수치로 대처하면 더 심한 알칼리증이 되어 버린다는 것이군요.

**간호사** 혈액가스분석은 잘 모르겠지만, 결국은 이상 수치라고 해서 비정상이라고 할 수 없다는 건가요?

**전문의** 맞아요. 혈액가스분석은 또 다음 세션에서 다루니까 지금은 잘 이해하지 못해도 괜찮은데, 환기 평가는 $PaCO_2$만으로 볼 수 없다는 것이에요.

45

| 간호사 | 어렵군요! |
|---|---|

**전문의** 우선, 환자마다 적정 수치가 다르다는 것을 알아두면 됩니다. 그리고 pH를 보고 전체적으로 환기 장애가 있는지의 여부를 판단하면 됩니다. 실은 그 때문에 혈액가스분석이 중요하고요.

**간호사** 혈액가스분석이요. 세상에서 가장 골칫거리라 해도 과언이 아니군요…… 보기도 싫어요.

**전문의** 괜찮아요. 고등학생도 이해할 수 있도록 내가 잘 설명해줄테니 그 점은 안심하고 걱정하지 말아요. 다만, 여기에서 중요한 것은 환기 장애에 대해서는 분당환기량으로 $PaCO_2$를 조절한다는 점이고, 최소한 그것은 기억해 주길 바라요. 환기 장애에 대해 혹시나 산소 투여 같은 건 하지 말고요.

## session point

● 환기 장애는 산소화 장애에 비해 일반적으로 알아차리기 어렵습니다.

● 환기 장애로 $PaCO_2$가 높아져 있다면 $EtCO_2$가 증가하거나 호흡수가 감소하거나 흉곽거상이 불충분하기도 합니다.

● $PaCO_2$는 분당환기량(호흡수 × 일회호흡량)으로 조절합니다. 환기 장애를 보면 호흡수, 일회호흡량 중 어느 부분이 문제인지를 평가하고 조절하도록 합니다.

● 다만, $PaCO_2$는 그 값의 크기만으로는 말할 수 없습니다. 전체 pH를 보고, 목표수치를 결정합니다(다음 세션에서 자세히 설명합니다).

# session 5
## 혈액가스분석 마스터로 가는 길

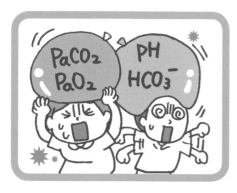

이 세션에서는 여러분이 궁금한 점이 많은 혈액가스분석에 대해 논의하도록 하겠습니다.

'혈액가스분석 결과를 읽을 수 있다면 멋있겠지만 주위 의료진들과의 대화에도 끼지 못하고, 왠지 꿰다 놓은 보릿자루 같은 기분…….', '일단 혈액가스분석 결과를 읽을 수는 있지만 임상에서 활용하지 못할 것 같다…….' 그런

여러분의 목소리는 잘 듣고 있어요(^^). 여기에서는 혈액가스분석 결과를 가장 간단하게 읽는 방법, '3단계법'에 대해서 설명합니다. 3단계법을 이용하면 누구나 간단하게 혈액가스분석 결과를 읽을 수 있게 됩니다.

---

**전문의**    자, 이번에는 혈액가스분석에 대해 논의해 봅시다.

**간호사**    으윽, 가장 괴로운 파트예요…….

**수련의**    지난주 스터디를 한 지 얼마 안 되어서, 일단 읽을 수는 있어요.

**전문의**    그럼, 두 사람에게 질문. 혈액가스는 언제 채취하는 거죠?

**간호사**    언제라면……. 호흡이 나쁠 때?

**수련의**    혈액가스를 채취해서 기관내삽관 여부를 판단하기도 하죠.

**전문의**    그럼 혈액가스분석으로 무엇을 알 수 있는 거죠?

**간호사**    $PaO_2$요! $PaO_2$는 동맥혈의 혈액가스가 아니면 절대 알 수 없어요.

**수련의**    근데 산소화뿐이라면 산소포화도로도 추측할 수 있잖아요.

| 간호사 | 그렇긴 하지만……. 그럼 $PaCO_2$. |

전문의 확실히 $PaCO_2$는 동맥혈의 혈액가스가 아니면 알 수 없어요. 호기말 이산화탄소분압 측정기(capnometer)나 특수한 기구가 붙어 있으면 호기 $CO_2$에서 추측할 수 있겠지만, 아직 일반화된 기구도 아니고요.

수련의 그 외에는 이른바 산염기 평형이란 것인가요. pH나, $HCO_2$ 등등, BE…….

전문의 기계에 따라서는 젖산 수치 등도 측정할 수 있어요. 크게 정리하자면 이런 느낌이죠.

> 산소화, 환기, 산염기 평형, 기타 측정 항목(전해질, 젖산 수치, CO-Hb 등)

혼란을 피하기 위해서라도 익숙해질 때까지는 하나씩 평가하도록 해요. 우선은 산소화, 그 다음 환기, 산염기 평형, 마지막에 그 외의 측정 항목…… 이런 식으로요. 당황해서 이상 수치에 달려들 수 있다고 생각하는데, 우선은 순서대로 차분하게 평가해 봅시다.

자, 갑작스럽겠지만 이런 혈액가스 결과가 나왔습니다.

> pH 7.35, $PaCO_2$ 65 mmHg, $PaO_2$ 55 mmHg, $HCO_3^-$ 30 mmol/L

두 사람, 어떻게 생각해요?

간호사 어머, 역전되었네요……. $PaO_2$가 $PaCO_2$보다 낮아졌어요. 기관내삽관이 필요해요!

수련의 잠깐 기다려요. 하지만 pH는 아슬아슬하게 정상 범위 안에 있는데요?

전문의 둘 다 진정해요. 지금까지 배운 것을 활용해 보자고요.

간호사 알겠습니다. 먼저 산소화를 평가합니다. $PaO_2$는 55 mmHg이므로, 낮습니다. 아, 맞아. 흡입산소농도가 중요했었죠. 산소는 사용하고 있나요?

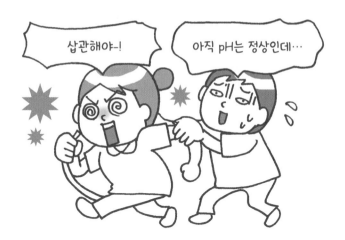

**전문의**    중요한 점을 깨달았군요. 산소화를 평가할 때는 산소농도가 중요했었죠. 이 환자는 내원한 지 얼마 지나지 않아서 산소도 사용하지 않은 상태였다고 해요.

**수련의**    그럼 $FiO_2$는 0.21이니까, PF 비($PaO_2 \div FiO_2$)는 261입니다.

**간호사**    우선, 산소는 사용하는 편이 더 좋을 것 같죠?

**수련의**    다음은…… 환기 평가군요!

**간호사**    $PaCO_2$ 정상 수치는 35~45 mmHg니까…… 이 환자의 $PaCO_2$는 정상보다 10 mmHg 높습니다!

**전문의**    맞아요! 그럼, 이 환자의 $PaCO_2$는 정상 수치로 하는 게 좋은 걸까요?

**간호사**    그건 역시, 정상 수치 쪽이 좋지 않을까요?

**전문의**    그럼 이 사람에게 인공호흡기를 적용하고 $PaCO_2$를 정상 수치 중간인 40 mmHg로 조정해 보았습니다. $FiO_2$는 40%. 혈액가스분석 결과는 이렇습니다.

pH 7.50, $PaCO_2$ 40 mmHg, $PaO_2$ 105 mmHg, $HCO_3^-$ 30 mmol/L

**간호사** 오, 느낌이 좋아요.

**전문의** 정말요?

**수련의** $PaCO_2$는 좋아요. 산소농도도 낮출 수 있을 것 같고요. 하지만 $PaCO_2$는 정상 수치가 되었는데, pH가 이상 수치가 되어 버렸어요······.

**간호사** 진짜네요.

**전문의** 그래요. $PaCO_2$를 어느 정도의 수치(값)로 가져가면 좋을지, '$PaCO_2$의 최적 수치'는 굉장히 어려운 문제죠. 단지 단순하게 정상 수치를 목표로 해도 안 되고, 그 사람에게 있어서의 최적 수치, 병리적 상태에 맞춘 최적 수치를 목표로 하는 게 중요해요. 그러기 위해 필요한 최소한의 지식이······

**수련의** 산염기 평형!······이라는 거죠?

**전문의** 맞아요.

**간호사** 너무 어려워요!

**전문의** 음, 우선 산염기 평형을 읽을 수 있도록 해볼까요? 그것을 위한 '3단계법'을 소개합니다.


**단계 1 pH를 봅니다.** ────────────────────────

우선은 아무 생각 없이 pH 7.4로 단호하게 끊습니다.

7.4 이하를 산혈증, 7.4 이상을 알칼리혈증이라고 합니다.


**단계 2 $PaCO_2$를 확인** ────────────────────────

단계 2에서는 $PaCO_2$를 보고, 산혈증 또는 알칼리혈증의 원인이 호흡성인지 아닌지를 확인합니다.

이런 표를 본 적 있나요?

**표 1 ● 산염기 평형의 일차 변화**

|  | 산증 | 알칼리증 |
|---|---|---|
| 호흡성 | $PaCO_2$  ↑↑ | $PaCO_2$  ↓↓ |
| 대사성 | $HCO_3^-$  ↓↓ | $HCO_3^-$  ↑↑ |

일종의 산염기 평형의 일차 변화라는 것인데, 이 표는 외우지 않아도 괜찮아요. 호흡성은 $CO_2$에 의한 이상이란 의미이고, 대사성은 대사(신장)로 조절되는 중탄산($HCO_3^-$)에 의한 이상이라는 의미예요. 그리고 산증을 '빈사상태'로 기억해두면 도움이 될 겁니다. 사람은 사망 시 반드시 산증이 됩니다. 호흡성 산증은 호흡성 빈사상태예요. 호흡을 하지 않으니 $PaCO_2$는 올라가겠죠. 이것이 호흡성 산증이에요. 여기까지 기억해둔다면, 그 다음은 화살표를 역방향으로 바꾸어 가면 됩니다. 그리고 호흡성에는 $PaCO_2$를 넣고, 대사성에는 $HCO_3^-$를 넣으면 됩니다.

단계 1에서 산혈증이 있으면 산증만 봅니다. $PaCO_2$가 정상 수치보다 올라간다면 호흡성, 그렇지 않으면 대사성입니다. 마찬가지로, 단계 1에서 알칼리혈증이 있다면 알칼리증 부분만 봅니다. $PaCO_2$가 40 mmHg보다 떨어지고 있으면 호흡성 알칼리증. 떨어지지 않으면 대사성 알칼리증. 어때요, 아주 간단하죠?

요컨대, 일상적으로 임상에서 만나는 혈액가스분석의 대부분을 이 단계 2까지의 내용으로 읽을 수 있어요. 혈액가스분석을 보자마자 단계 1과 2로 생각합니다. 단계 2에 호흡성 산증이 있을 때 "○○ 선생님~, 호흡성 산증입니다, 꽤 심각해 보이네요"라고 말 한다면 실력 있는 간호사로 인정받지 않을까요!

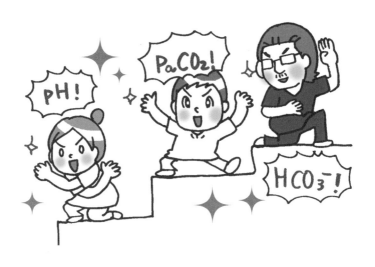

단계 3  HCO₃⁻을 확인 ─────────────────────────────────

단계 2에서 판단한 ○○성 ○○○증이 확실한지를 중탄산($HCO_3^-$)을 보고 확

인합니다.

여기에서 필요한 것이 '보상(compenstion)' 입니다. 모두 한 번쯤 들어보셨겠

지만 왠지 이해하기 까다로워 포기해 버린, 그것입니다. 사람에 따라서는 젊음

을 무기삼아 통째로 외워버린 사람도 있겠지요? 하지만 리키마루법(^^)을 이해

한다면, 외울 필요가 전혀 없어요. 조금 전 보았던 표의 완성판이 이것입니다.

표 2 ● 산염기 평형의 일차 변화와 대사성 변화

|  | 산증 | 알칼리증 |
|---|---|---|
| 호흡성 | $PaCO_2$ ↑↑<br>($HCO_3^-$ ↑) | $PaCO_2$ ↓↓<br>($HCO_3^-$ ↓) |
| 대사성 | $HCO_3^-$ ↓↓<br>($PaCO_2$ ↓) | $HCO_3^-$ ↑↑<br>($PaCO_2$ ↑) |

괄호 안이 소위 보상성 변화라는 것인데, 이것은 외우지 말고 이해하도록

합시다.

이런 식이 있어요.

$$H^+ + HCO_3^- \rightleftarrows CO_2 + H_2O$$

이 식은, $HCO_3^-$와 $CO_2$가 pH를 규정하는 $H^+$와 관련되어 있다는 관계성을 나타내는 식이에요. 잘 이해되지 않는 것은 한가운데의 '$\rightleftarrows$' 기호겠죠? 이 기호는 오른쪽에서 왼쪽으로의 반응과 왼쪽에서 오른쪽으로의 반응이 같은 속도로 일어나고 있다는 것을 의미해요. 즉, 균형이 잡힌, 외형은 전혀 변화하지 않은 상태로, 모래밭으로 치면 평평하고 울퉁불퉁하지 않은 상태죠.

두 사람, 머릿속에 사막을 그려볼래요? 사하라 사막이든 어떤 사막이든 상관없어요. 그려졌나요?

사막이라 오래는 바슬바슬하죠. 여기에 구멍을 파거나 산을 만들면 어떻게 될까요? 가령, 양동이에 모래를 채워 차곡차곡 쌓아가 봅시다. 제대로 높은 산이 만들어질까요? 수분이 많은 모래밭의 모래와 달리 금방 무너져 버립니다.

이것이 바로 보상이에요. 네?라는 표정인데, 좀 더 설명을 덧붙일게요.

$$H^+ + HCO_3^- \rightleftarrows CO_2 + H_2O$$

사막이 평평한 상태를 상상해 보십시오. 이것이 정상적인 상태예요. 여기에 호흡성 산증이라는 침습이 가해졌습니다. 호흡성 산증은 호흡성 위독상태로 인해 $PaCO_2$가 축적되는 것이었죠?

자, 평평한 사막 위에 $CO_2$라는 산을 만들어 봅시다. $CO_2$가 올라갈 것이므로, $CO_2$의 높이는 높아지겠죠. 가늘고 길게 모래는 쌓였을까요? 유감스럽지만, 모래는 사르르 무너져버립니다. $CO_2$가 올라가면 생체로서 불안정한 상태가 되므로, 산을 무너뜨려서 $CO_2$ 높이를 조금이라도 낮추려는 반응이 작동합니다. 그러면 산이 무너지고, $HCO_3^-$ 부분의 높이는 어떻게 될까요? $CO_2$ 높이 정도는 아니지만, 약간 높아져요.

이것을 보상이라고 합니다. 호흡성 산증으로 $CO_2$가 높아져 평평한 사막에 산이 만들어졌습니다. 이 때 산이 무너져 높이가 내려가고($CO_2$가 떨어진다), 그 대신 $HCO_3^-$의 높이가 약간 오릅니다(대사성 보상으로 $HCO_3^-$가 약간 증가).

어때요, 이해가 되었을까요?

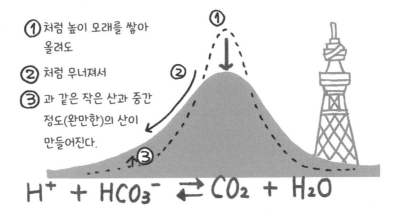

① 처럼 높이 모래를 쌓아 올려도

② 처럼 무너져서

③ 과 같은 작은 산과 중간 정도(완만한)의 산이 만들어진다.

$$H^+ + HCO_3^- \rightleftharpoons CO_2 + H_2O$$

대사성 산증으로 인해 $HCO_3^-$가 내려간 경우도 마찬가지입니다.

대사성 산증은 $HCO_3^-$가 내려가는 병리적 상태죠. 평평한 사막에 구멍을 파볼까요? 어때요? 우물처럼 가늘고 깊게 파였나요? 팔 때마다 모래가 무너져 짜증나겠죠? 이것이 바로 보상이에요.

대사성 산증으로 $HCO_3^-$ 가 내려갑니다($HCO_3^-$ 부분에 구멍을 판다). $HCO_3^-$ 부분만 적은 상태는 생체로서 균형이 맞지 않은 상태니까, 모래가 무너져 조금이라도 $HCO_3^-$의 구멍을 채우려(보충하려) 해요. 그러면 $CO_2$ 부분의 높이는 어떻게 될까요?

대사성 산증의 호흡성 보상으로서 $CO_2$는 약간 떨어지겠죠.

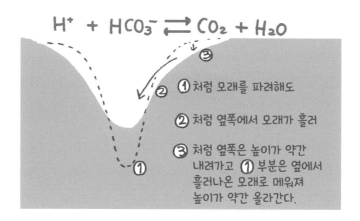

$$H^+ + HCO_3^- \rightleftharpoons CO_2 + H_2O$$

① 처럼 모래를 파려해도

② 처럼 옆쪽에서 모래가 흘러

③ 처럼 옆쪽은 높이가 약간 내려가고 ① 부분은 옆에서 흘러나온 모래로 메워져 높이가 약간 올라간다.

어때요? 보상은 암기해서는 소용없어요. 이해만 한다면 아무것도 아니에요. 이제 아까 4분할표에서 괄호 부분을 혼자 쓸 수 있겠지요? 조금 번거롭다고 생각할 수도 있겠지만, 처음 혈액가스분석을 읽을 때에는 4분할표를 종이 가장자리에 써봐요. 처음 몇 번 쓰다 보면 자연스럽게 머릿속에 들어오고, 그러다보면 귀찮아서 안 쓰게 될 거예요.

전문의  덕분에 순조롭게 두 사람 모두 산염기 평형을 읽을 수 있게 된 셈이에요.

간호사  뭔가 속은 것처럼 간단해요⋯⋯. 정말 읽을 수 있을까요⋯⋯.

수련의  지난주 스터디 모임에서는 혈액가스분석 결과를 읽을 수 있기까지 4시간이나 걸렸어요.

| 전문의 | 후후후. 두 사람, 이상으로 혈액가스분석을 마스터했네요. 축하해요! |
|---|---|
| | 자, 말해두고 싶은 게 있는데, 산염기 평형을 읽을 수 있고 4분할표로 나눌 수 |
| | 있게 되더라도 여기까지라면 전혀 환자에게 도움이 되지 않겠죠. |
| 간호사 | 맞아요……. |
| 수련의 | 자기만족이죠……. |
| 전문의 | 좀 길어졌으니 다음 세션에서 계속하기로 합시다. |

## session point

● 혈액가스분석 결과를 보면 일단 흡입산소농도를 근거로 산소화를 평가합니다.

● 환기 장애에 관해서는 $PaCO_2$의 높낮이를 평가하고, 다음으로 산염기 평형을 평가합니다.

● 산염기 평형의 평가는 3단계법을 이용하여 시행합니다.

① pH를 보고 알칼리혈증 또는 산혈증을 판정(pH 7.4로 나눈다)

② $CO_2$의 수치를 보고 ①의 알칼리혈증 또는 산혈증이 호흡성인지 아닌지를 평가

③ $HCO_3^-$ 수치를 보고 단계 ②에서 예상한 ○○성 ○○○증으로서 모순이 없는지 평가

산염기 평형을 포함한 혈액가스분석은 매우 간단합니다. 두려워하지 말고 차근 차근 읽읍시다!

## 혈액가스분석 결과를 읽을 수 있다. 다음 할 일은?

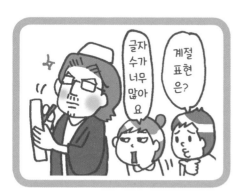

앞 세션에서 혈액가스분석 결과를 보고 ○○성 ○○○증의 4개로 분류할 수 있게 되었습니다. 이것이 바로 '혈액가스분석 결과를 읽을 수 있다'라는 뜻인데, 실은 앞으로의 대처가 중요합니다. 단지 4개로 분류하는 것만으로는 환자에게 이로운 건 아무것도 없는 자기 만족인 셈이죠. 여기에서는 나머지 혈액가스분석 분류에 대해서

설명하겠습니다. 산염기 평형 이상의 원인을 추측하고, 이를 해결하기 위해 어떻게 해야 하는지 생각해 봅시다.

| 전문의 | 지난 번 세션에서 혈액가스분석 결과 보는 법을 공부했는데 어떠셨어요? |

간호사　정말 간단했어요. 뭐랄까, 정말 저렇게 해서 제대로 혈액가스가 평가되는 건가요?

수련의　저도 꽤 의문스러워요. 저번 스터디 그룹에서 했던 혈액가스분석이 더 어려웠고, Anion Gap나 BE 등 어려운 것이 더 많이 나왔습니다……

전문의　수련의 선생 말처럼 그 어려운 일도 결코 헛되지 않겠으나, 솔직히 말하면 임상에서는 그다지 중요하지 않아요. 분명히 까다로운 계산을 하면 숨어있는 산염기 평형 이상을 감지할 수 있거나, 경우에 따라서는 아스피린 중독 진단을 내릴 수도 있죠. 하지만 중요한 것은 더 핵심적인 산염기 평형의 주 병리적 상태를

파악하고, 그 원인을 추측해 제거하기 위한 노력을 하는 것, 그리고 원인 제거까지 산염기 평형 이상을 어떻게 해결해야 할지, 그 판단을 내릴 수 있게 되는 것 아닐까요? 그것은 혈액가스분석으로 아스피린 중독을 찾아내거나 하면 굉장히 멋진 일일지도 모르지만, 특별히 혈액가스분석으로 진단을 내리지 않아도 괜찮지 않을까요?

**수련의**    확실히……. 병력으로 알 수 있을 것 같아요.

**간호사**    ??? 제대로 읽을 필요가 없어요?

**전문의**    적어도 주 병리적 상태로서의 산염기 평형을 3단계법으로 파악하여 원인 제거에 일단 대처한 다음, 시간이 넉넉하면 천천히 복잡한 계산을 통해 자기만족에 빠지면 되지 않을까요? 하지만, 원래 무엇을 위해 혈액가스분석이 필요하죠?

**수련의**    환자의 호흡이나 기타 이상이 있을 것 같을 때, 혈액가스를 채취해서 무엇 때문에 이상이 있는지 짐작하기 위해 측정합니다.

**전문의**    그렇지요? 혈액가스를 제대로 읽는 것이 아니라, 올바르게 판단하고 원인을 찾아내기 위해서입니다. 즉, 혈액가스분석은 환자의 이상에 대한 원인 검색 도구이지, 그 자체가 중요한 건 아니에요. 그곳에서 힌트를 얻어 원인을 찾고 대처하여 환자 치료로 연결시키는 것이 중요해요.

**간호사**    그래서 지난 번 세션 마지막에서 자기만족이라고 하셨군요.

**전문의**    그렇죠. 혈액가스분석 매니아들 중에는 그것을 제대로 읽는 것에 집착하는 사람도 있어요. 물론 그것도 나쁘진 않지만, 결과 해석에 시간을 들여 실제 진료에 소홀해져서는 안 된다는 것이에요. 중요한 것은 두 가지입니다. '재빨리 4분할로 분류하고 그곳에서 원인을 찾는 것', '눈앞의 이상 수치에 구애받지 않고 정말 이상 수치인지, 환자에게 있어서는 적정 수치인지 판단하는 것' 입니다.

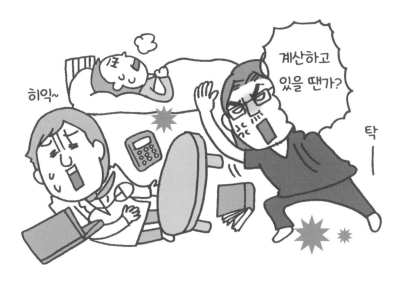

**수련의** 그러니까, 혈액가스분석 결과를 읽을 수 있으면 만사 OK네요.

**전문의** 그런 셈이죠. 읽는 법이 어려웠나요?

**수련의** 간단했어요. 근데,

① 우선 pH를 보고, 7.4보다 위인가 아래인가에 따라 산증인지 알칼리증인 지를 판단

② 다음은 $PaCO_2$를 보고 40보다 위인가 아래인가에 따라 호흡성 또는 대사 성인가를 판단하고

③ 마지막으로 $HCO_3^-$를 보고, 24보다 위인가 아래인가를 확인한다.

맞나요?

**간호사** 거기에다 산증은 빈사상태라고 기억하고, 빈사상태인 사람은 호흡을 하지 않으니 $PaCO_2$가 올라가 호흡성 산증이 된다라고. 그 시점에서 4분할표를 완성시 키면 된다는 말씀이네요.

**전문의**  완벽하군요.

거기까지 이해한다면 거의 다 읽은 셈이죠. 다음은 보상을 모래 산에 비유해서 생각하고, 4분할표의 괄호를 채우면 완성입니다.

**간호사**  그런데 거기에서 실제 원인을 찾는 것으로 연결되지 않으면 의미가 없다고 선생님이 말씀하셨는데, 4분할한 후 어떻게 생각하면 좋은가요?

**전문의**  실은 OO성 OOO증이라고 분류되면, 자연히 그 원인이 정해져버려요. 이번에 시간 있을 때 혈액가스분석 책을 펴봐요. 어차피 한 번은 공부하려고 구입한 혈액가스분석 책 있잖아요. OO성 OOO증의 각각에 대한 원인이 나열되어 있을 것이라고 생각해요.

**간호사**  신입 간호사였을 때 구입해서 도중에 좌절한 그 책이요……

**전문의**  특히 중요한 것은 대사성 산증이에요. 중증 환자 중에 가장 많은 혈액가스분석 결과로 알려져 있으니까 잘 기억해 둬요. 이때, 대사성 산증의 호흡성 보상으로 $PaCO_2$는 낮고, 빈호흡이겠죠.

**간호사**  대사성 산증이니까 $HCO_3^-$ 쪽에 큰 구멍이 패여 골짜기가 무너지고 $CO_2$ 높이도 낮아진다…… 그러니까 리키마루 선생님 말씀처럼 $PaCO_2$는 낮아져요!

**전문의**  바로 그거예요! 자, 수련의 선생, 치료는 어떻게 할까요?

**수련의**  중증 환자 중에서 가장 많다는 말씀은, 아마도 쇼크 상태 환자를 가리키는 것이겠죠. 쇼크라면 대량 수액, 승압제, 나머지는 원질환 치료인가요?

**전문의**  맞아요. 올바르게 치료하면 대사성 산증도 좋아지겠죠?

**간호사**  그렇게 하면 $PaCO_2$ 수치는 높고, 호흡수는 적어진다는 것이군요!

**전문의**  맞아요. 전에도 말했지만 환자가 나빠지는 중요한 신호가 호흡수에 있는 것은 그런 경우예요. 혈액가스를 채취하지 않아도 호흡수가 증가하고 있는 것만으로 산증이 있는 중증 상태가 아닐까라고 평가할 수 있어요. 호흡성 산증이라면 어떨까요?

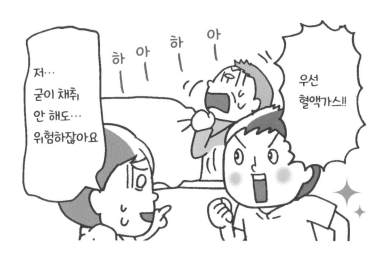

**수련의**    호흡성 산증이니까 $CO_2$가 쌓여 있겠군요. 기관내삽관하는 경우도 꽤 있죠.

**간호사**    호흡성 산증이라고 하면, $CO_2$ 산이 솟아 그 산이 무너지고 $HCO_3^-$ 높이도 높아진다……

**전문의**    마음에 들었나보군요(^^).

급성 호흡성 산증이면 기도 폐색이나 호흡중추 장애(진정, 전신마취, 중추성 질환 등), 심정지나 심한 폐부종(pulmonary edema), 신경근질환의 진행, 기흉이나 폐렴, 동요 흉곽 등의 제한성 장애, 인공호흡기 설정의 실수 따위를 의심할 수 있어요. 만성적인 경우라면 COPD나, 또는 호흡중추 장애로는 원발성 폐포 저환기나 뇌종양이 의심돼요. 다음은 비만 등도 만성적인 제한성 장애로서 환기 장애를 일으킬 수 있어요. 이런 호흡성 산증의 원인은 일단 환기 장애이므로 우선 분당환기량을 조절하여 pH를 맞추고 대증요법으로 중재하면서 앞의 원인 리스트에서 의심스러운 것을 찾아내어 제거합니다.

**수련의**  역시. 그러니까, 재빠르게 분할하여 어떤 산증인지만 알면 다음은 그 원인 리스트에서 선택하면 된다는 말씀이군요.

**전문의**  이해하신 그대로입니다.

**간호사**  그럼 평소에 사용하는 포켓노트에 4개를 붙여두면 된다는 말씀이죠?

**전문의**  글쎄요. 아무튼 분류해서 원인을 쉽게 찾을 수 있으면 된다는 뜻이에요.

**간호사**  선생님, 알칼리증 쪽은 어떻습니까?

**전문의**  우선은 호흡성 알칼리증부터 생각해 봅시다. 어쨌든 간호사 님의 실력을 보여줄 때니까…… 호흡성 알칼리증이란 어떤 상황일까요?

**간호사**  pH가 7.4보다 높고, $PaCO_2$가 40 mmHg보다 낮은 상황을 말합니다.

**전문의**  그렇죠. 만약, $HCO_3^-$ 가 보상 반응으로 증가되어 있으면 그 상황이 2~3일 이상 계속되었다는 것을 알 수 있어요.

**수련의**  $PaCO_2$가 떨어지는 상황이란 분당환기량이 증가하는 것이겠죠. 따라서 호흡수가 증가하고 있는 상황이란 겁니다.

**전문의**  환자의 호흡수가 증가하는 상황이란 어떤 것일까요?

**간호사**  통증이 있거나, 불안하거나, 초조해하거나 기분이 나쁘고, 무섭거나, 괴롭더라도 호흡수는 증가합니다. 아, 열이 있어도…….

**전문의**  그렇겠죠. 멋대로 호흡수가 증가하는 상황도 있는가 하면, 무엇인가를 보상하는 경우도 있는 것이니까요. 수없이 있을 거라고 생각하지만……. 요컨대 지금 예를 들어준 것 말이에요, 누가 먼저 알아차릴 수 있을까요?

**수련의**  저요(^^).

**전문의**  또~(^^).

**간호사**  저희들이죠.

**전문의** 그때, 어떻게 했는지 생각해 봐요.

**간호사** ……음, 열이 있을 때는 쿨링(cooling)이나, 다소 불안해하거나 초조해하면 진정제를 부탁했어요. 일단 왠지 환자가 불쌍해서…….

**전문의** 근데 그 정도로 괜찮을까요? 정말 환자에게 도움이 되었을까요?
아까 간호사 님이 예를 든 호흡성 알칼리증이 나타날 것 같은 호흡수가 증가하는 경우 중에 진정제가 필요한 상황이 있었어요?

**간호사** 선생님, 정말 심술궂으시네요…….

**전문의** 그래요? 혈액가스를 생각할 때, 분류해서 원인을 찾아내고 치료하는 것은 대원칙이니 양보할 수 없고, 더욱이 호흡성 알칼리증은 환자의 정신적 불안감도 크게 반영되므로 원인을 찾는데도, 그리고 대처하는 데도 간호사의 힘이 절대적으로 필요한 것이거든요.

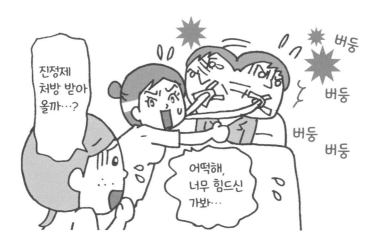

**간호사**  조금 전에 말씀드렸지만, 불안감 등은 얘기를 잘 들으며 제대로 커뮤니케이션하고, 통증에 대해서는 진통제라든지…….

**수련의**  경우에 따라서는 섬망약도 필요할까요?

**전문의**  그럴지도요. 요컨대 원인이 있을 수 있다는 뜻이에요.

통증이란 게 아무 문제도 없는 곳이 어떤 약제의 투여가 필요할 정도로 아플 것 같지는 않고, 아무 것도 없는데 제멋대로 불안해지거나 섬망이 있거나 하지는 않거든요. 왠지 중증이라 당연히 불안해지고, 그러니까 진정제……, 뭔가 이상하죠.

통증이나 섬망 이면에, 감염이나 저산소 등이 숨어 있을 수 있기 때문에 제대로 명확하게 그 주변의 원인을 확인하는 것이 중요해요.

**수련의**  그런 것을 최초로 찾아내는 분이 간호사 님…….

**간호사**  잘 알겠습니다! 환자가 가엾기도 하지만, 제대로 평가하지 않으면 안 된다는 말씀이군요. 그러기 위해서라도 혈액가스분석을 제대로 알아둔다면 그것을 힌트로 삼으면 된다는 것이고요.

**전문의**  그렇지요. 무작정 진정제나 일단 약제를 투여해서 힌트가 숨겨져 버리면 또 이상 발견이 늦어지니까, 힌트를 얻은 사람이 뭔가 알려줘야죠. 예를 들면, 전문의 호출에도 혈액가스분석 결과가 중요해요. "뭔가 이상해요!" 만으로는 좀처럼 전문의들이 움직이지 않는 경우도 많으니까, "혈액가스분석 결과가 이상해요" 라면 분명 전문의도 움직이지 않겠어요?

**수련의**  사실이에요. 뭔가 이상하다고 들어도, 좀처럼 움직이지 않을지도 몰라요…….

**전문의**  하지만, 사실 뭔가 이상하다는 간호사의 느낌은 꽤 맞는 경우가 많아요. 그러니까, 수련의 선생도 얼렁뚱땅 넘어가지 마시고요.

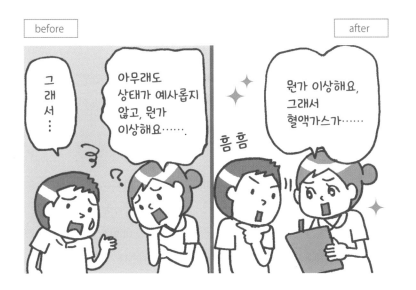

**수련의**　네. 앞으로 환자 침대 곁에서 함께 생각하겠습니다.

**전문의**　요컨대 호흡성 알칼리증에는 저산소증이나 뇌혈관 장애, 뇌염, 수막염과 같
은 중추신경계 질환이나 임신, 열사병이나 그람음성균으로 인한 패혈증, 동통,
불안, 발열, 인공호흡기에 의한 과환기 등을 그 외의 원인으로 들 수 있어요.

**수련의**　인공호흡기 설정도 조심하지 않으면 의인성(iatrogenic) 알칼리증이 생길 수
도 있다는 말씀이군요.

**전문의**　대사성 알칼리증도 그렇지만, 알칼리증은 의인성 요인이 얽히는 경우가 꽤 많
으니 주의해요. 특히 보상반응을 이상 수치라고 생각하고 대처해 가면 환자가
애써 보상하고 있는 것을 전부 헛되게 할 수 있으니까요.

**간호사** 호흡성 알칼리증이 있다면 물론 저는 원인을 찾겠지만…… 그 동안 어떻게 해야 할까요, 우선은 알칼리증을 해결해야겠죠?

**수련의** 분당환기량이 과도하게 증가하고 있으니까, 인공호흡기라면 호흡수나 일회호흡량을 줄여서 원인을 제거하면 됩니다. 불안하면 간호사 님이 손을 잡아 준다든가?

**간호사** 알겠다니까요.

**수련의** 대사성 알칼리증의 원인에는 어떤 것이 있나요? $HCO_3^-$가 지나치게 증가하고 있어서 pH가 올라간 상태지요?

**전문의** 그래요. 어렵게 말하면, 많은 $H^+$가 체외로 나가 버려서 상대적으로 $HCO_3^-$가 과잉이거나, 혹은 순수하게 $HCO_3^-$가 과잉 상황인거죠. 그래서 구토나 설사, 이뇨제 투여, 저칼륨혈증이 발생하기도 해요. 또 구연산이 함유된 대량의 수혈을 투여하거나, 알칼리화 제재의 대량 투여가 원인인 경우가 있어요. 특히 이뇨제와 저칼륨혈증은 쉽게 세트화될 수 있으니 주의하세요.

만약 이뇨제를 사용 중이고 저칼륨혈증이 있으면 대사성 알칼리증이지만, 환자가 그것을 보상하려고 $CO_2$를 축적하고 있다면…….

**간호사** $PaCO_2$가 이상 수치라 해도 허용하는 것이죠? 환자가 pH를 유지하려 해서, 그러니까 오래를 평평하게 하려 해서 $PaCO_2$ 산이 약간 형성된 상태니까요. 실제로는 호흡수를 올리지 않는다는 것이죠?

**수련의** 일단은 우리가 $PaCO_2$ 이상 수치에 얽매이지 말고 pH가 어떻게 되는지 평가해야 한다는 것이죠. 그 후에 $PaCO_2$ 이상이 무엇 때문인지, $HCO_3^-$ 이상이 무엇 때문인지 생각하면 되지 않을까요?

**전문의**  충분하죠. 혼자라면 어려워도 둘이라면 편해요.

**간호사**  그럼, 저칼륨혈증이 있으니까 칼륨을 보정해 주면 될까요?

**전문의**  그렇죠. 그리고 이뇨제 상황이 어떤지 확인해야 합니다. 용량을 줄이거나 중지할 수 있는지 또는 그렇지 않은지에 따라서도 조금 대처가 달라지죠.

**수련의**  역시 선생님 말씀처럼 알칼리증은 의인성이 될 경우도 많다는 것이군요. 조심하지 않으면.

**전문의**  그래서 치료하거나 대처하거나 하면, 반드시 그 후에 그것을 평가하는 과정이 필요하다는 겁니다.

**간호사**  선생님, 쭉 그 말씀만 하셨어요~.

**전문의**  모름지기 사물은 목적이나 원인이 꼭 있어야 한다는 것이 아닐까요(^^)?

## session point

- 혈액가스분석은 그냥 읽을 수 있으면 되는 것이 아닙니다. 원인을 찾는 도구로 사용하는 것에 의미가 있습니다.
- 4개로 분할한 후 다음은 포켓 노트를 보고 현재 병리적 상태, 신체소견 등을 참고하여 원인을 찾습니다.
- 대사성 산증은 중증 환자에서 가장 흔한 혈액가스분석 결과입니다. 쇼크, 저산소 상태가 아닌지 신속하게 평가합니다.
- 호흡성 알칼리증은 통증, 섬망, 감염증, 저산소혈증, 쇼크 등을 염두에 두고 원인을 찾도록 합니다.
- 대사성 산증, 호흡성 알칼리증에서는 모두 $PaCO_2$가 감소합니다(=빈호흡). 빈호흡은 활력징후 이상에 숨어 있는 산염기 평형 이상을 인지할 수 있도록 합니다.

# 호흡일이란?

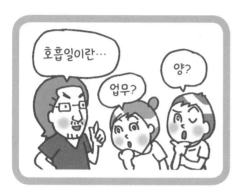

이 세션에서는 호흡일에 대해 논의해 보고자 합니다. 앞서 말한 바와 같이 호흡일의 감소는 인공호흡관리의 목적 중 하나입니다.

"하아하아, 쌔액쌔액, 호흡하기 힘든 것 같다"거나 "보조호흡근을 사용한 노력(형) 호흡……" 등으로 막연하게 표현되어 느낌으로 인공호흡의 필요성을 호소하는 경우가 많지 않을까요?

이 세션에서는 외형이나 느낌 같은 주관적 요소를 제거하고, 호흡일 과다에 대해 객관적으로 논의해 보기로 하겠습니다. 호흡일 과다의 원인은 기도 저항 증가, 순응도 저하 혹은 호흡일은 정상이지만 호흡수가 증가하고 있는 경우입니다.

과다한 호흡일이 있는 경우에는 세 가지 감별을 실시합니다. 일반적으로 이 세 가지 감별은 간단합니다. 기도 저항 증가와 순응도 저하를 나타내는 병리적 상태를 파악함으로써 원인 제거나 대처가 자연스럽게 결정됩니다.

**전문의**   이 세션에서는 호흡일에 대해 생각해봅시다.

**간호사**   호흡일 경감은, 분명히 인공호흡관리 목적 중의 하나죠?

**수련의**   그러고 보니, 지난주 기관지 천식 환자도 호흡일 과다로 기관내삽관했다고 하셨죠?

**간호사**   마침 제 근무일이라 그곳에 있었어요. 보조호흡근을 사용한 확연한 노력형 호흡(effort ventilation)을 하면서 매우 고통스러워보였어요. 두 분에게도 보여드리고 싶을 정도로 힘들어 보여서, 보고 있을 수 없었으니까요.

전문의　혈액가스분석 결과는 양호했었나요?

간호사　네. 일단 산소는 투여하고 있었지만, 산소화는 전혀 문제없었어요. 환기의 경우, PaCO2와 pH 모두 어쨌든 정상범위 내였습니다.

전문의　호흡일 과다는 그 자리에 있던 사람에게는 압박감이 있겠지만, 주변 사람들에게는 좀처럼 압박감이 전달되지 않아요. 혈액가스분석 결과도 문제없었던 거죠?

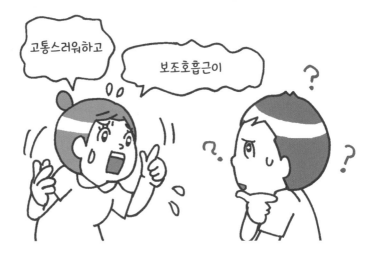

수련의　분명히요. 다음 날 회진했을 때는 삽관한 상태였지만, 호흡도 편해 보였고 곧 이탈할 수 있을 것 같았어요.

전문의　아, 그랬었군요. 호흡일 과다일 경우, 막연한 근거를 토대로 인공호흡기를 적용하면 겉으로 보기에 아무 문제가 없었던 것처럼 보이게 됩니다. 인공호흡기를 적용하는 중에 갑자기 호전되는 경우도 있지만, 원인 제거나 상태가 개선되고 있다고는 할 수 없기 때문에 이탈을 진행하면 또 문제가 발발하는 경우도 많아요. 즉각적인 대처로 기관내삽관이나 인공호흡을 시작하는 것은 어쩔 수 없다고 생각하지만 좀 더 논리적으로 문제를 해결해야 한다고 생각해요.

**간호사**   그렇게 하려면 어떻게 해야 하나요?

**전문의**   오늘은 아무도 가르쳐 주지 않는 진정한 호흡일에 대해 생각해 봅시다. 어느 책에도 나와 있지 않고, 인공호흡관리 전문가라고 해도 모르는 내용이니 잘 들어주었으면 해요. 호흡일은, 실은 계산식이 있습니다. 이 식은 결코 새로운 것이 아니에요. 호흡생리 분야에서는 예전부터 있었던 것입니다.

$P = R \times F + TV/C$

P (=Power)는 호흡일. R은 기도 저항. F는 흡기 유속. TV는 일회호흡량,

C는 순응도.

**간호사**   헉…… 저 문과라서 계산식은 죽음인데요…….

**수련의**   내가 모조리 외워둘게요!

**전문의**   하하. 호흡일은 사람이 호흡으로 환기하기 위해 필요한 힘이라고 생각해 줘요. 환기하기 위해 폐를 넓히려면 기도를 통해 공기를 폐포까지 보내야 하고, 공기가 폐포에 도착하면 이번에는 그 폐포를 넓힐 힘이 필요하다. 즉, 기도 저항(R; resistance)이 증가하거나, 폐가 단단해져서 잘 늘어나지 않으면(C; compliance가 저하) 호흡일은 증가합니다. 앞의 식을 외울 필요는 없고, 어렵게 생각할 필요도 없어요. 요점은 호흡일에는 'R: 기도 저항'과 'C: 순응도'가 상관한다는 것이에요. 기도 저항이 증가하거나 순응도가 저하되면 호흡일은 증가한다는 것입니다.

**수련의**   아주 단순하군요…….

**간호사**   이 정도라면 외울 것도 없네요.

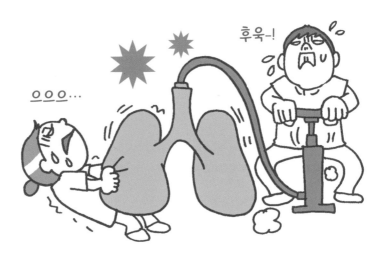

**전문의** 그래요. 이 식은 1회 호흡에 필요한 호흡일이에요. 그러니까 1회 호흡일은 정상이라 해도 호흡수가 3배가 되면 호흡일도 3배가 된다는 얘기지요.

**간호사** 초단순 계산이군요…….

**수련의** 즉, 그 말씀은 호흡일이 과다한 경우, 기도 저항 증가나 순응도 저하나 호흡수 증가가 원인이라는 것입니까?

**전문의** 역시 수련의 선생이군요. 감이 예리해요. 흔히 우리는 'R이냐 C냐, 횟수냐' 하면서 호흡일 과다에 대해 감별하고 있습니다.

**수련의** 호흡일 과다인 경우, 이 3가지를 감별하면 된다는 것이군요. 그런데 어떻게 구별하면 되나요?

**전문의** 매우 간단해요. 바꿔서 말하면 쉽게 알 수 있을 거예요. 기도 저항이 증가하는 질환은 보통 폐쇄성 폐질환이라고도 하죠. 그리고 순응도가 저하되는 질환은 제한성 폐질환이라고 하고요. 들어본 적 있죠?

**수련의** 그거라면 들은 적 있습니다. 기관지 천식이나 COPD가 폐쇄성 폐질환이죠. 제한성 폐질환은 폐섬유증이나 ARDS…… 확실하게 정반대의 별이적 상태라서 구분이 쉬울 것 같아요.

| 간호사 | 선생님들이 병명을 가르쳐주시면 말이죠……. |
|---|---|
| 전문의 | 하지만, 환자들이 "나는 ○○라는 병입니다"라고 명찰을 붙여오는 것도 아닐 테고, 반드시 환자의 병력을 안다고는 할 수 없으니까, 그 외의 정보로 구별하지 않으면 안 되겠죠. 조금 전 얘기한 기관지 천식 환자, 신체소견이 어땠는지 기억해요? |
| 간호사 | 쌔근거리며 숨쉬기가 괴로워 보였고, 특히 내쉬는 것을 힘들어 했어요. 청진기로 쌕쌕거림이 들리고, 호기가 굉장히 길었던 것 같아요. |
| 수련의 | 전형적인 폐쇄성 폐질환입니다. 폐쇄성 폐질환은 숨쉬기가 어려운 병리적 상태이기 때문에 호기에 저항이 생겨 노력형 호기가 됩니다. 쌕쌕거림이 들렸다면 기관지 천식이 의심스러운 것 같군요. |
| 전문의 | 맞아요. 그것 봐요. 병력 같은 것이 없어도, 신체소견으로 R 이상이라고 구별할 수 있었잖아요. 그럼, 일단 인공호흡관리를 시작해도 상관없지만 원질환에 대한 치료는 어떻게 하죠? |
| 간호사 | 기관지 천식 발작이라는 것을 알았다면 기관지 확장제를 사용하고 스테로이드를 투여합니다. |
| 전문의 | 그렇죠? 병리적 상태를 알면 자연스럽게 해결법도 알 수 있어요. 물론 다른 정보로도 기관지 천식 발작을 알 수도 있고, 원인을 알았다 해도 대처가 어려울 수 있겠지만, 호흡일 과다의 원인을 조금 상상해보는 것만으로 이렇게 병리적 상태가 명확해져요. |
| 간호사 | 에휴. 호흡일은 신체소견으로 구별하면 되나요? |
| 전문의 | 폐쇄성 폐질환과 제한성 폐질환은 양극적인 병리적 상태라서 신체소견뿐만 아니라, 구별할 수 있는 포인트는 많아요. |
| 수련의 | 폐 기능 검사 감별법이 유명하죠? $FEV_1\%$ (1초 강제호기율)라는 것… |

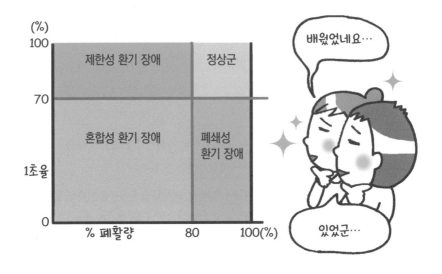

**전문의**    맞아요, 호흡공부를 하다보면 반드시 나와요. "어? 세로축이 70%였던가, 가로축이었던가"하던 그 표 말이죠?

**간호사**    네 맞아요. 예전에 외웠던 기억이 있어요.

**전문의**    다만, 급성 호흡부전으로 호흡이 곤란할 때 폐기능 검사를 할 수 없으니까 유용성은 제한적이죠. 그 외에도, 인공호흡기를 적용하고 있다면 그래픽이나 기도내압으로도 알 수 있고, 호기말 이산화탄소분압 측정(capnograph)으로도 알아볼 수 있어요. 꼭 기억해야 할 것은 용량조절환기(volume controlled ventilation, VCV) 때의 그래픽 파형입니다. 튀어나온 타입이 기도 저항의 증가이고, 사다리꼴 토대가 높아지는 유형이 순응도 저하 패턴이에요. 일단 이 파형만 외워두면 그래픽이 없는 타입의 인공호흡기나 마취기를 사용하는 경우에도 기도내압 수치로 R과 C 감별은 간단하게 할 수 있어요. 인공호흡기에 따라서는 환자에게 적용하면 자동으로 R과 C를 계산해주는 것도 있으니 더욱 명확해지죠.

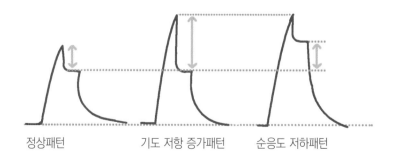

정상패턴     기도 저항 증가패턴     순응도 저하패턴

**수련의**   쉽게 알 수 있겠군요!

**전문의**   이렇게 생각하면 호흡일은 객관적으로 평가할 수 있고 이해하기 쉽죠.
호흡일이 증가하고 있을 때의 슬로건은 'R일까 C일까, 횟수일까'예요. 기도 저
항 증가와 순응도 저하는 비교적 명확하게 알 수 있으므로, 그게 아니라면 호흡
수 증가에 기인한 것임을 알 수 있는 셈이죠. 호흡수 증가 유형의 이상일 경우,
원질환 치료를 통해 호흡수가 안정되는 경우가 대부분이므로 R도 C도 정상이라
는 것을 확인한다면 안심하고 원질환 치료에 전념하도록 합니다. 예를 들면, 쇼
크로 인한 빈호흡일 경우……

**수련의**   쇼크로 인한 대사성 산증의 호흡성 보상 말입니까?

**간호사**   $PaCO_2$가 생리적으로 떨어지므로 일회호흡량이 증가하고, 호흡수도 증가한다
는 것이군요?

**전문의**   맞아요. 쇼크 치료를 하면 대사성 산증도 개선되기 때문에 점차 $PaCO_2$는 정
상화되고, 호흡수도 정상으로 돌아옵니다.

- 기도 저항의 증가(R의 이상), 순응도 저하(C의 이상), 호흡수 이상(R도 C도 정상, 호흡수의 이상), 이들 중 어느 쪽에선가 호흡일은 증가합니다.
- 호흡일 과다인 경우, 병리적 상태를 파악함에 따라 자연스럽게 원인이 밝혀지고, 원인 제거로 연결됩니다.
- R의 이상인지 C의 이상인지는 병력, 신체소견, 인공호흡기 그래픽, 호기말 이산화탄소분압 측정 등으로 비교적 명확히 파악할 수 있습니다.

# 기도 저항과 순응도 평가

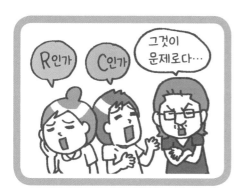

이 세션에서는 앞 세션의 호흡일에서 나온 기도 저항과 순응도 평가에 대해 보다 깊이 다뤄보도록 하겠습니다. 인공호흡관리의 대원칙은 '산소화와 환기를 나누어 생각한다'는 것이었습니다. 이 대원칙은 호흡관리의 기본 중의 기본, 누구나 그 수준에 도달하지 않으면 안 됩니다. 그리고 다음 단계의 키워드는 '기도 저항과 순

응도'입니다. 호흡곤란이나 호흡기능 이상이 있는 경우, 그 이상이 기도 저항(R)에 있는지, 순응도(C)에 있는지를 검토합니다. 그것을 알면 자연스럽게 원인이 좁혀져서 각각의 이상에 알맞는 호흡관리를 실시할 수 있습니다. 여기에서는 단편적으로만 배울 수 있는 '기도 저항과 순응도'에 대해 논의하고, 다음 세션 이후의 인공호흡관리에 필요한 지식을 습득하도록 하겠습니다.

**전문의**　자, 이번에는 기도 저항과 순응도에 대해서 생각해 봅시다. 기도 저항이 뭐라고 생각해요?

**간호사**　기도 저항……? 기도는 공기 통로죠.

**전문의**　바로 그것입니다! 글자 그대로, 기도 저항은 '공기 통로의 저항' 입니다. 기도 저항이 높다는 것은 공기 통로가 좁아 숨을 들이마시는 것에도 내쉬는 것에도 저항이 있다는 거예요. 인공호흡기를 적용하고 있는 환자의 기도는 어떨 것 같아요?

**수련의** 기관내관을 인공기도라고 하신 거죠?

**간호사** 상기도라는 것도 들어본 적 있어요!

**간호사** 하기도라는 것도요!

**전문의** 그렇죠. 크게 나누면, '인공기도'와 '환자 기도'가 있어요. 두 분 다 자신이 인공호흡기가 된 셈치고 생각해 볼까요?

**수련의** 슉, 슉.

**간호사** 선생님, 장난치지 마세요. 그럼 저도 슈욱슈욱.

**전문의** 허허(^^;;)……. 인공호흡기가 공기를 보내기 시작하고 나서, 환자의 폐포에 도달하기까지는 긴 거리가 있어요. 우선은 인공호흡기 회로, 그것을 넘었다 생각하면 좁고 가는 기관내관을 넘어야 해요.

**수련의** 꽤 길잖아요.

**전문의** 여기까지가 인공기도예요. 겨우 인공기도를 넘었나 했더니 그 뒤로도 기관을 지나, 또 환자의 말초 기도를 지나, 간신히 폐포에 도착합니다.

**간호사** 그럼 기도 저항이 높다는 것은 그 여정의 어딘가에 좁은 부분이 있다는 것이군요.

**전문의** 맞아요! 기도 저항이 높은 경우에는 인공호흡기 출구에서 회로를 더듬어 가며 기관내관까지 확인합니다. 기관내관은 육안으로 입가까지만 확인할 수 있기 때문에 그 다음은 기관 흡인으로 간접적으로 확인합니다. 다음은 인공호흡기 회로의 호기 쪽을 계속 확인합니다. 이것으로 인공기도 확인은 OK예요.

**수련의** 알겠습니다. 다음은 환자 기도 평가네요! 환자 기도는…… 어? 어떻게 확인하죠?

**간호사** 청진으로……?

**수련의**　기관지경(bronchoscope)이라면 확인할 수 있겠지만, 너무 깊은 곳까진 무리예요.

**전문의**　그렇겠죠? 인공기도가 OK라면 환자 기도 문제로 넘어가기 때문에 육안으로 확인하는 것은 어려울 것이라 생각해도 좋을 것 같아요. 기도 저항이 높으니 일상적으로 기관지경은 하지 않을 것이고, 간호사 님 말처럼 청진으로 쌕쌕거림이 들리면 말초 기도를 의심하는 소견이 되겠지요. 조금 더 상기도라면 그렁거림(stridor)이라는 저음의 비정상 호흡음이 청진될 수 있기도 해요. 그리고 또 하나……

**수련의**　아! 또 한 가지. 기도 어디에 문제가 있는 것까지는 모르겠지만, 기도 어딘가에 문제가 있을 때 도움되는 것이 있었습니다!

**전문의**　생각났어요?

**수련의**　네! 저번 세션은 정말 흥미로웠고, 깜짝 놀랐습니다.

**간호사**　뭐예요~? 둘이서만 비밀 얘기하고……. 저도 알아요. 그거죠? 기도내압 파형…… 즉, 그래픽 파형으로 R인지 C인지 나타내는 녀석.

**전문의**　네! 과연 간호사 님답게 확실히 기억하고 있군요.

**간호사**　네. 근데 뿔이 서 있는 파형이 나오면 기도 저항 증가 패턴이라고 배웠어요. 게다가 뿔은 보통 평평한 부분, 고원압이 증가하고 있으면 순응도 저하 패턴이라고.

**수련의**　와, 간호사 님, 대단해요~.

**전문의**　그래요. 그래픽 파형에서 뿔이 서 있는 듯한 패턴을 나타내고 있으면, 기도 저항이 증가하고 있다는 것을 알 수 있어요. 일단 그래픽 파형을 보고, 기도 저항의 이상 여부를 판단하고, 그 다음은 아까의 각 방법이나 병력 등으로 이상한 곳을 찾아가는 겁니다.

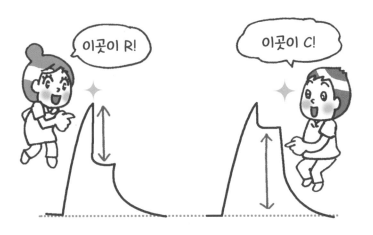

이곳이 R!

이곳이 C!

**간호사**  기도 저항이 증가하는 곳이나 원인을 알면 어떻게 해야 하나요?

**전문의**  그 원인을 제거하면 기도 저항은 정상화될 수 있어요. 따라서, 인공호흡기 회로 내에 결로수나 분비물이 쌓여 있으면 제거하고, 기관내관 안에 분비물이 있으면 흡인하거나 기관내관를 교체합니다.

**수련의**  그런데 환자의 기도 문제라면 할 수 있는 일도 한계가 있겠죠?

**전문의**  그렇죠. 말초기도 저항의 증가라면 기관지 확장제 효과가 있을지도 몰라요. 적어도 제거 가능한 인공기도 저항의 증가를 제외하고, 알기 쉬운 환자 말초기도 저항의 증가를 파악하는 것이 중요해요. 실제 기도 저항이 크면 또 하나 곤란한 문제가 발생할 수도 있지만요…….

**간호사**  그야, 들이마시기 힘드니까 내쉬는 것도 어렵다는 점을 고려해야 한다고 처음에 선생님이 말씀하셨잖아요~.

**전문의**  오늘은 그야말로 굉장하군요.
조금 전에도 말했지만, 기도 저항이 높다는 것은 흡기에도, 호기에도, 공기가 기도를 통과하기 어려운 상황이라는 뜻이에요.

**수련의**    그렇지만 내쉬기 힘들어도 힘내서 오랜 시간에 걸쳐 다 내쉬면 되지 않을까요?

**전문의**    물론 다 내쉬면 괜찮지만, 사람은 그리 간단하지가 않아요.

내쉬는데 너무 시간이 걸리면 아무래도 고통스러워져서 다음 호흡을 하고 싶은, 즉 들이마시고 싶어 해요. 더구나 인공호흡기라면 횟수가 정해져 있기 때문에 다음 호흡(강제 환기)이 들어가는 타이밍은 임의로 정해지고 있어요. 만약 공기를 다 내쉬기도 전에 다음 호흡을 해버리거나 강제로 다음 호흡이 들어와 버리면 어떻게 될 것 같아요?

**간호사**    으음…… 들이마시고, 다 내쉬기 전에 다음 호흡을 들이마시고, 또 다 내쉬기 전에 들이마시고……

**수련의**    간호사 님, 혹시 실습 중?

**간호사**    점점 공기가 쌓여서 괴로워져요!

**전문의**    그렇죠? 그런 것을 뭐라 하는지 알고 있어요?

**수련의**    아마…… 공기 걸림(air trapping)!

**전문의**    맞아요, 공기 걸림이라고 해요. 다만 인공호흡기에서 이런 일이 일어나면 공기가 점점 폐에 쌓이면서 압력도 점점 높아질 수 있어요. 그것을 auto-PEEP (자가 호기말양압)이라 해요.

이것이 발생하면 환자의 흉강 내압이 극심하게 증가해서 정맥환류가 저하되어 저혈압을 일으켜요. 더 심각해지면 심장이 멈춰버릴 수도 있어요. 때문에, 반드시 찾아내서 막는 것이 중요해요.

**간호사**    그것을 현장(병상)에서 찾아낼 수 있을까요?

**전문의**    다음 세션에서도 좀 더 상세히 얘기하겠지만, 인공호흡기 그래픽의 유속파형으로 관찰할 수 있어요. 특히 호기 유량이 영(zero)에 도달하기 전에 다음 호흡에 들어가 있거나, 최근에는 호기 포즈라는 버튼을 누르면 편리하게 오토 PEEP을 측정해 주는 것도 있어요.

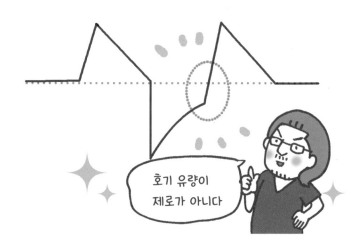

호기 유량이
제로가 아니다

**수련의** COPD나 천식 환자가 입원하는 기회가 있으면 꾹 눌러서 확실히 확인해 보겠습니다.

**간호사** 선생님, 저도 어떤 느낌인지 꼭 알고 싶으니 불러주세요.

**전문의** 자, 다음은 드디어 순응도에 대한 얘기군요. 자, 빨리, 순응도란 뭔가요?

**간호사** 폐의 딱딱함······? 이었죠.

**전문의** 그렇죠. 어느 쪽인가 하면 탄성이나 부드러움으로 표현하는 편이 이해하기 쉬울 수도 있어요.

**수련의** 폐는 순응도가 크면 클수록 부드럽고, 작으면 작을수록 딱딱하다고 알려져 있어요.

**간호사** 하지만 폐가 아니라면, 예를 들어 복약 순응도가 좋다, 나쁘다는 식으로도 사용하는군요?

**전문의** 맞아요. 사실 순응도란 수용하고 거기에 순응한다는 것을 나타내는 것이에요. 즉, 단순히 폐 자체의 부드러움이나 딱딱함만을 나타내는 것이 아니라, 폐 변형의 용이성도 나타내는 것이에요.

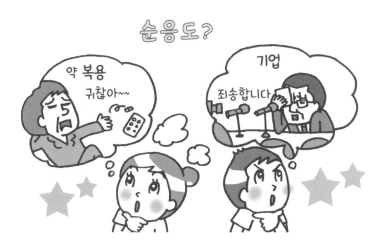

**수련의**　변형의 용이성……?

**전문의**　여기서 말한 변형의 용이성이라는 것은 팽창하기 쉽다거나 팽창하기 어렵다는 것과 연관되어 있어요. 폐가 팽창하고 수축하는 건 어떤 것과 관련되어 있을 것 같아요?

**수련의**　흉곽의 단단함이나 부드러움…… 또는 폐실질의 변화거나…….

**간호사**　배가 팽팽해지면 폐가 팽창하기 어려워져 빈호흡이 되기도 합니다. 예를 들면, 임산부나 소화기에 이상이 있어 복수가 차는 환자 같은 경우죠. 그리고 COPD가 진행되어 폐부종까지 가게 되면 폐가 느슨해져서 부드러워진다는 말을 들은 적 있습니다.

**수련의**　흉수 같은 것도 흉강 내에 물이 고이기 때문에 폐의 팽창에 영향을 미칠 것이고, 폐수종(pulmonary edema) 같은 것도 폐 자체가 침수된다는 뜻이니 영향을 미칠 것 같아요.

**전문의**　두 분, 아주 훌륭하군요. 좋은 얘기가 많이 나왔어요. 두 사람이 말한 모든 것이 그대로예요.

폐의 팽창, 탄성, 딱딱함, 변형의 용이성…… 뭐든지 간에 결국 폐의 순응도와 관련된 것은 폐 주변의 모든 것들과 폐의 실질 변화 때문입니다.

**수련의**　그 말씀은 즉, 예를 들면 폐의 실질 섬유화나 폐기종 같은 변화나 폐부종 같은 폐 내의 변화, 흉곽의 단단함이나 흉수와 같은 폐 외의 변화,…… 끝이 없네요.

**전문의**　정리해 보면, 주로 폐의 순응도에 영향을 미치는 것으로는 다음과 같은 것을 꼽을 수 있어요.

- 폐 자체의 요인으로 공기가 차 있는 부분의 해부학적, 기능적 변화, 폐 실질의 섬유화, 폐기종에 의한 것
- 폐 외의 요인으로 흉곽 자체의 순응도 변화, 흉강이나 복강 내로의 체액 등의 축적이나 제거에 의한 것

**간호사**　실제 순응도가 저하되는 병리적 상태나 질환은 어떤 것이 해당되나요?

**전문의**　폐부종이나 무기폐처럼 폐포가 수분이나 분비물로 채워지거나 폐포 자체가 허탈하거나 또는 기흉처럼 폐 용적 자체가 감소하면 공기가 차 있는 부분이 감소하여 순응도가 저하되어 갑니다. 이에 대해 PEEP을 적용하거나 배액관을 삽입하여 폐부종이나 무기폐, 기흉 등이 개선되면 순응도도 개선되어 증가해요. 그리고 폐 자체, 폐의 실질이 단단해지거나 부드러워지거나 하면 이것도 폐 순응도에 영향을 미치죠.

**수련의**　폐 섬유화나 폐기종이군요. 섬유화로 인해 폐의 실질이 딱딱해져버린 것으로는 간질성 폐렴이나 폐섬유증을 들 수 있어요. 그리고 아까 간호사 님이 말한

COPD의 결과인 말랑말랑? 푹신푹신?한 폐라는 것은 폐기종 같은 것에 해당되죠.

**간호사** 즉, 폐섬유증이라면 폐가 딱딱하고 순응도는 저하된다. 폐기종이라면 폐가 부드럽기 때문에 순응도는 증가한다는 얘기네요.

**전문의** 폐 자체의 용적이나 실질 변화에 따라 순응도가 변화하는 것은 왠지 상상이 가는데, 여기서부터가 좀 재미있어요.

**수련의** 폐 외의 요인도, 폐의 순응도에 영향을 미친다는 뜻인가요?

**전문의** 맞아요. 두 사람 아까 구체적인 사례를 들어 주었는데, 평소 임상에서 순응도가 변하고 있는 환자를 만나도 좀처럼 폐 외의 원인을 떠올리기가 쉽지 않겠지만, 절대로 피해서는 안 됩니다.

**수련의** 구체적으로 어떤 환자들입니까?

**전문의** 예를 들면, 폐는 흉곽, 흉막, 횡격막, 그 아래는 복부로 둘러싸여 있죠. 이 곳 어딘가가 변화하기 어려워지면 당연히 폐의 팽창에도 제한이 가해질 수 있어요. 다발성 늑골 골절로 늑골 몇 군데가 골절된 동요가슴(flail chest)에서는 흉곽이 흔들리게 되므로 흉곽의 순응도는 증가하게 됩니다.

반대로, 붕대를 감거나 그에 따른 통증으로 숨쉬기가 힘들어지면 순응도는 저하됩니다.

**수련의** 저 같은 경우에는 이상한 경험을 한 적 있는데요, 그때는 잘 몰라서……. 전신 화상 환자를 담당했을 때였어요. 인공호흡기 적용 중에 간호사로부터 기도 내압이 증가하고 환기량이 들어가지 않는다고 호출 받았어요. 그때는 아직 리키마루 선생님 강의도 듣지 않았을 때였지만, 어떻게든 원인을 찾으려 해도 그 당시에는 알 수 없었습니다.

**간호사** 기도 화상으로 목이 부풀었다……거나 아니었을까요?

**수련의** 저도 그렇게 생각해서 일단 기관지경 검사를 부탁했었는데 아니었어요. 그럼……

**전문의** 그래서 외과의사가 와서 흉곽 절개를 했더니 순식간에 기도내압이 내려갔죠? 특히 고원압이 내려가지 않았나요?

**수련의** 네, 맞아요! 선생님, 지금 굉장한 점을 짚어 주신 거예요.

**전문의** 아마 그 환자는 전신 화상으로 부은 데다 가슴 부분의 피부가 화상으로 인해 매우 딱딱해졌을 거예요. 흉곽 팽창이 불가능한, 즉 흉곽의 순응도가 저하되어 있는 상황이죠. 절개함으로써 흉곽을 쉽게 움직이게 하고, 순응도 저하를 해결한 거예요.

**간호사** 좀 어렵긴 하지만, 절개해서 빵빵하게 부푼 압력을 뺀다는 것이군요(^^)?

**수련의** 빵빵한……

**간호사** 그래서 폐가 쉽게 팽창하는 것을 제한하는 흉곽의 빵빵함이 해제되었기 때문에 폐도 쉽게 팽창하고 순응도가 개선되어 기도내압도 내려가고 환기도 가능해졌다는 것이네요?

**전문의** 그래요. 결국은 흉곽의 순응도도 영향을 미치는 요소였다는 거죠. 그리고 흉수나 농흉, 복수처럼 폐 주변에 체액 축적이 있는 경우도 폐가 쉽게 팽창하는 것을 방해하기 때문에 순응도가 저하됩니다.

뱃속의 아기도 횡격막을 밀어 올려 엄마의 흉부 움직임을 제한하기 때문에 폐의 순응도를 저하시키는 원인이 되기도 해요. 흉수나 농흉, 복수, 아기도 환자나 엄마로부터 분리해버리면 제한이 사라지고, 폐의 순응도는 개선되겠죠.

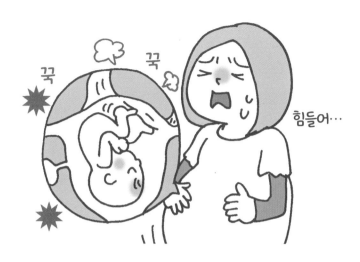

꾹

꾹

힘들어…

**간호사**  아기라…….

**전문의**  그런데, 이미 만삭으로 아기가 뱃속에 있는 사람의 순응도가 저하되고 있다는 것은 바로 간파할 수 있을지 모르지만, 아까 화상 환자처럼 실제로 순응도가 저하되고 있는 사람을 어떻게 찾죠?

**수련의**  우선은 호흡일이 아닐까요. 순응도가 저하되고 있다는 것은 부풀기가 원활하지 않다는 뜻이기 때문에 역시 숨쉬기가 어렵거나, 일회호흡량이 줄어들어서 호흡수가 증가하거나……라는 말씀이네요.

**간호사**  그런데 방금 선생님이 말씀하신 신체소견은 뭔가 이상이 발생하고 있는 환자들의 전체 지표지요? 호흡수가 많다거나 호흡 곤란이 있는 것은 알았다 해도, 그때부터 순응도에 이상이 있다고 구분하려면 어떻게 해야 좋을까요?

**전문의** 우선은 그런 이상들을 감지하는 것이 중요해요. 그 시점부터 흉곽의 팽창을 볼 수 없다거나, 청진으로 호흡음을 들어보거나, 아까 모두 생각했던 원인이나 병력 중에 위험 요인은 없는지 생각하면서 힌트를 찾아서 판단해 가면 충분해요. 만약, 인공호흡기를 적용하고 있다면 어떨까요?

**간호사** 우선 확실히 VCV라면 기도내압이 높아질 것이고, PCV라면 환기량이 감소하겠죠.

**수련의** 아! 이번에는 기도 저항의 증가 패턴이 아니라, 그 뭐냐 순응도 저하 패턴, 그거죠?

**간호사** 그래픽 파형!

**수련의** 옳거니. 그것의 순응도 저하 패턴으로 인해 뿔이 없는 쪽이죠. 고원압이 증가하는 것.

**전문의** 맞아요. 특히 고원압 30 cmH$_2$O 이상은 요주의 대상이에요. 요즘에는 흡기 포즈라는 버튼을 누르면 고원압이나 순응도를 측정해 주는 기계도 있어요.

**간호사** 인공호흡기라는 게 편리하군요. 환자에 대해 여러 가지를 알 수 있어요, 그렇죠?

**전문의** 그렇죠. 그것이 치료의 전부가 되어서는 안 되지만, 하나의 힌트로 두루 잘 사용하는 것이 좋을지도 몰라요. 자, 여기까지 기도 저항 = 순응도에 대해 얘기 나눴는데 어땠어요? 엄밀하게 폐를 두 요소로 나눌 수는 없지만 크게 두 가지, R (기도의 문제)인지 C (폐의 문제)인지를 나누어 생각하면 적어도 원인을 찾거나 치료 방법으로 쉽게 연결될 수 있겠죠?

표 1 ● R과 C의 적용

| | | 그래픽<br>(기도내압 패턴) | EtCO$_2$ 파형 | 질환 |
|---|---|---|---|---|
| R<br>[기도 저항 증가] | | 뿔(각)이 서다,<br>최고압의 증가 | 호기에 이상 | COPD 천식,<br>기도 폐색 |
| C<br>[순응도 저하] | 폐 내 | 고원압의 증가 | 흡기에 이상 | 폐부종, ARDS,<br>기흉, 간질성 폐렴,<br>폐섬유증, 폐기종 |
| | 폐 외 — 흉부 | | | 늑골 골절,<br>흉부 문제 |
| | 폐 외 — 체액<br>저류 등 | | | 흉수, 복수 |

## session point

● session 6에 이어 R; 기도 저항과 C; 순응도 평가에 대해 논의했습니다.

● 폐를 기도와 폐로 크게 나누어 인공호흡기 그래픽이나 호기말 이산화탄소분압 측정 또는 기타 신체소견이나 병력 등에 의해 R의 문제인지 C의 문제인지 분류하고 대처하며 원인을 찾아 치료합니다.

● 매우 임상적이고 효과적인 'R과 C'를 반드시 이해하기 바랍니다.

# 9 기본 모드와 사고 ①

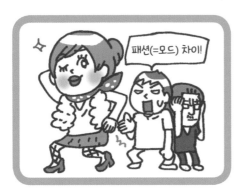

드디어 이 세션에서는, 인공호흡기 관리에 대해 배우기로 하겠습니다. 다만, 여기까지 공부해 온 모든 것들이 기본이 되기 때문에 반드시 기억해 주세요. 산소화와 환기는 나누어 생각해야 합니다.

산소화에 대해서는 $FiO_2$와 PEEP으로 조절, 환기에 대해서는 분당환기량(=일회호흡량 × 호흡수)으로 조절했었습니다. 그것을 그대로 활용하여 인공호흡기를 관리합니다. 그리고, 강제 환기의 공기 주입법에는 압력으로 관리하는 경우와 양으로 관리하는 경우가 있습니다. 또한 강제 환기를 어떤 타이밍에서 넣는가에 따라 몇 가지 모드로 나눌 수 있습니다. 어떤 환자에게든 기본적인 원리는 같습니다.

인공호흡의 목적을 잊지 않고 목적에 따라 조절한다, 그리고 그것에 대해 평가한다는 목표를 가지고 실제로 인공호흡관리에 대해 배워보도록 하겠습니다.

이 세션의 도달 목표
• 환기방법에는 압력과 양이 있다는 것을 이해한다.
• 기본적인 모드(A/C, SIMV, PS)를 이해한다.
• 환기 조건, 설정에 관한 항목을 이해한다.
• 산소화와 환기에 대해 조절할 수 있다.

**전문의** 자, 드디어 여러분이 기대하는 환기 모드에 대해 배워보도록 하겠습니다. 인공호흡기에 대한 공부라고 하면 모두 환기 모드를 기대하지만, 실은 환기 모드는 그리 중요하지 않고 여기까지의 기본사항이 무엇보다 중요해요.

**간호사** 인공호흡기는 어려워요. 거의 영어이고, 여러 가지 이름을 기억해야 하고, 게다가 설정하는 것도 많고, 알람도 맞춰놓아야 하고……

**수련의** 게다가 기계에 따라 같은 모드인데 이름이 다르거나 조작 방법이 달라서 하나의 인공호흡기를 외워도 다른 인공호흡기가 오면 또 다시 외워야 되고요.

**전문의** 하하하, 그렇군요. 인공호흡기, 환기 모드 모두 종류가 다양하고, 각각의 특징이 다르기도 하죠. 하지만 인공호흡기로 할 수 있는 것은 매우 제한되어 있어서 결국은 공기를 보내는 것밖에 할 수 없어요. 물론 그 공기에 포함된 산소의 농도($FiO_2$)나 공기를 보내는 횟수, 양, 압력, 타이밍 등은 조정할 수 있지만요.

**수련의** 혹시, 그러니까 환기기(ventilator)라는 겁니까? 저번에 인공호흡기(repirator)라고 했다가 의공학과 선생님이 수정해 주신 적 있어서……

**전문의** 맞아요. 호흡을 하는 기계(respirator)가 아니라 공기를 보내는 것, 즉 환기를 하기 위한 것이라는 의미로 환기기(ventilator)라고 하는 게 맞아요.

**간호사** 공기를 보낼 뿐이라고 하지만, 세세한 설정 항목이 많은 데다 알람도 설정하지 않으면 안 되고, 알람은 가차 없이 우리를 위협해요(ㅠㅠ)!

**전문의** 아마도 그건 인공호흡기가 생명 유지 장치로서도 중요한 역할을 담당하고 있기 때문일 거예요. 인공호흡기는 어떤 생명유지장치보다 오래 사용하는 경우가 많고, 사용 빈도도 높죠? 그러니 절대, 어떤 경우에도 안전하게 사용할 수 있어야 해요.

**간호사** 역시……

**전문의** 자, 시작합니다.

인공호흡 주기는 인공호흡기로부터 공기를 보내는(환자 쪽에서 보면 공기가 들어오는) 단계를 흡기, 그 공기를 환자가 내쉬기 시작해서 다음 흡기가 시작될 때까지를 호기라고 합니다. 호기라고 하면 왠지 다 내쉴 때까지라고 생각하기 쉽지만, 인공호흡 주기를 생각하면 다음 흡기까지가 호기이므로 이 점, 주의하시기 바랍니다.

**간호사** 　보통 흡기 또는 호기라고 쓰고 있지만, 전부 내쉬었을 때가 호기라고 생각했어요.

**수련의** 　맞아요. 흔히 자발호흡하는 사람이라면 다 내쉬면 바로 다음 호흡, 즉 흡기가 시작되죠. 다음 흡기가 시작될 때까지를 호기라고 하는 것은 강제로 호흡시키는 인공호흡기뿐이죠.

**전문의** 　네. 그리고, 그 흡기 중에 어떤 조절로 공기를 보내느냐가 전달 방법이 되는 것이죠. 인공호흡기의 환기 방법에는 두 가지가 있어요. 양(volume)을 보내는가 또는 압력(pressure)을 보내는가에 따라 크게 두 가지 전달 방법으로 나뉩니다. 이른바 VCV, PCV라는 것이에요.

**간호사** 　그 부분을 모르겠어요~.

**수련의** 　그러게요. 압력이건 양이건 어느 쪽이든 상관없지 않을까라고 생각해버려요. 게다가 어떻게 다른지도 잘 모르겠고……

**전문의** 　음, 수련의 선생 말대로 어느 쪽이든 상관없어요. 어느 쪽이든 중요한 것은 환기되고 있다는 점과, 환자에게 적합한 분당환기량이나 일회호흡량이 유지된다는 점이에요.

**수련의** 　하지만, 그렇기는 해도……

**전문의** 　하하하. 그렇기는 해도 말이죠. 차이점을 알아두지 않으면 환자에게 맞는 것인지 알 수 없어요. 우선은 세계 인공호흡관리의 표준인 VCV부터 생각해 봅시다.

VCV는 용량조절환기라고 해요. 강제 환기를 실시할 때 설정한 일회호흡량을

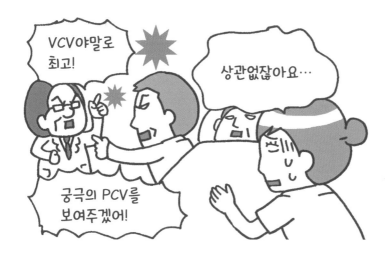

보내면 호기로 전환되는 것을 가리켜요. 다음 PCV는 압력조절환기(pressure controlled ventilation)라고 해요. 강제 환기를 실시할 때, 설정한 압력을 설정한 시간만큼 가하면 호기로 전환되는 것을 말해요. 어느 쪽이 더 간단할 것 같아요?

**수련의** 인공호흡에 있어서 역시 환기는 중요한 것이고, 환기 조절은 분당환기량으로 이루어지는 것이니까, 그것을 단호히 양을 조절할 수 있는 VCV 쪽이 더 간단하겠죠?

**간호사** 물론, 일회호흡량과 호흡수를 설정할 수 있다면 분당환기량을 알고 조절하기 쉬워요. 하지만 "PCV가 좋아!"라고 하시던 어떤 원로 선생님 말씀을 좇아 PCV를 사용하는 사람이 상당히 늘고 있어요.

**수련의** PCV일 때는 환기량 조절이 쉽지 않겠죠?

**전문의** 그렇죠. 그래서 세계표준관리법은 VCV예요. 다만, 폐에 손상을 주지 않는 것은 PCV라고 알려져 있죠. 폐의 탄성이란 순응도로 규정되어 있고, 물론 환자마다 병기나 병리적 상태에 따라 달라질 수는 있지만, 그때 그때 정해져 있어요. 그래서 사실은 압력으로 넣든, 양으로 넣든 큰 차이는 없어요. 순응도가 일정하다면 양을 넣었을 때 필요한 압력과 같은 압력을 가했을 때 얻을 수 있는 양은 동일해요.

순응도(C) = 일회호흡량(들어간 양) ÷ 압력(가해진 압력)

= TV ÷ (고원압 - PEEP)

**간호사** 선생님, 갑자기 어려워져요……. 혹시, 폼 잡는 거 아니시죠?

**수련의** 아니, 그런 말을! 난 그런 말 안 해요. 뭐, 조금 어려워지는 것 같기는 하지만....

**전문의** 아하하. 그래요?

뭐, 그렇게 어렵게 생각하지 않아도 돼요. PCV가 폐에 좋다고 하더라도 결국은 강제 환기이고, 환기를 확보하려면 어느 쪽이라도 동일한 압력이 필요하다는 점만 알아두면 됩니다. 그리고 VCV일 때는 기도내압의 변화로 환자 상태를 파악할 수 있지만, PCV일 경우에는 환기량의 변화나 유량 파형 변화에 따라 환자 상태를 확보할 필요가 있으므로 상당히 숙련된 기술이 요구됩니다. 그러니 기본적으로는 VCV로 이해하고, 그 후에 인공호흡관리 전문가의 길로 들어갈 때는 PCV도 이해할 수 있으면 좋겠죠.

**간호사** 우선 강제 환기 방법에는 양을 규정하는 VCV와 압력을 규정하는 PCV가 있다는 말씀이죠?

**전문의** 옳거니, 말씀대로예요!

**수련의** 그럼, A/C나 SIMV는 어디에 들어가는 건가요?

**전문의** 강제 환기 방법을 이해했다면, 이번에는 그 강제 환기를 어떻게 넣어야 할지, 환기 모드에 대해 설명할게요.

기본적인 모드로는 크게 다음 세 가지 모드가 있습니다.

> • A/C (Assist control or A/C) 모드
> • SIMV 모드
> • 자발호흡 모드

A/C와 SIMV 모드는 모두 강제 환기 모드입니다. 모두 기본적인 모드인데, 차이점을 알고 있나요?

**수련의** 대충 알고 있지만, 상당히 애매해요.

**간호사** 매일같이 사용하고 있으니까, 당연히……? 근데 매번 자발호흡이 없는 사람에게 사용하고 있는 경우가 많아서, 실은 차이를 잘 모르겠어요. SIMV라면 자발호흡이 나와도 괜찮다 정도입니다.

**전문의** 음, 좀 더 자세히 나가볼까요?

우선은 강제 환기의 두 가지 모드부터 시작하죠. 간호사 님 말대로 A/C, SIMV는 자발호흡이 없으면 완전히 같은 동작이 되는 거예요. 자발호흡이 없으면 어떤 모드도 설정한 환기량(PCV라면 흡기 시간과 흡기압)을 설정한 횟수만 넣는 모드입니다.

여기서부터가 차이점인데, 설정 횟수 이상의 자발호흡이 있는 경우, A/C는 설정 이상의 자발호흡에 대해 강제 환기(좀 전에 말한 설정된 환기조건, VCV라면 환기량, PCV라면 시간 + 흡기압)로 보조하는 모드, SIMV는 설정 횟수 이상의 자발호흡에 대해 PSV (자발호흡 모드)가 적용되는 모드예요.

엄밀하게 말해 이것을 SIMV+PS라고 부르고 있지만, PSV를 붙이지 않고 SIMV 단독으로 사용하는 케이스는 요즘은 희귀하므로, 이렇게 기억해 주세요.

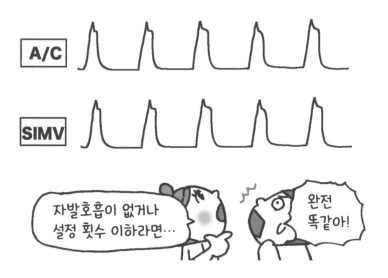

간호사 요컨대, 자발호흡이 많아졌을 때 차이가 난다는 것이군요.

수련의 그럼 SIMV의 S는 무슨 뜻인가요? 저는 Synchronized (동시에)의 S로 알고 있었어요. 그래서 SIMV는 자발호흡에 맞출 수 있지만, A/C는 설정 횟수만큼 강제 환기를 실행하는 모드인가 하고요.

전문의 예전에는 기술적으로 자발호흡에 맞추기 어려웠기 때문에 환자의 자발호흡을 무시하고 강제 환기를 설정된 횟수만큼 넣는 것이 보통이었지만, 시간이 흘러 인공호흡기 성능도 크게 진화되었어요. 그래서 요즘 인공호흡기는 강제 환기 시에도 최대한 자발호흡에 맞추도록 하는 거예요. SIMV이든, A/C이든.

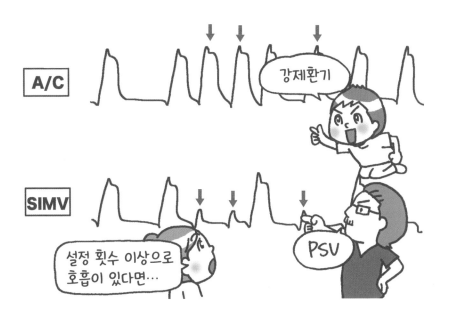

**수련의**  역시……

**간호사**  우선 환자가 설정 횟수 이상 자발호흡을 하면 SIMV에서는 자발호흡(PSV)으로 자유롭게 들이마실 수 있고, A/C라면 강제 환기가 들어간다는 것이군요.

**수련의**  자발호흡이 적을 때는 A/C도 SIMV도 자발호흡에 맞춰 설정 횟수만큼 강제 환기가 이루어진다는 뜻이구요.

**전문의**  맞아요, 그런 내용이죠.

뭐, 왠지 SIMV 쪽이 환자의 자발호흡에 좀 더 편안하고 유리할 것처럼 생각되지만, 단지 설정 횟수 이상으로 PSV가 적용될 뿐이니까 SIMV처럼 '가끔씩 억지로 환기시키고, 그 다음은 부디 스스로' 쪽이 좋을지, A/C처럼 '전부 확실히 보조해 드립니다. 어떤 환기도 같은 양식으로 보내 드릴게요' 쪽이 좋을지, 어느 쪽이 쾌적한가는 환자밖에 알 수 없어요. 둘 다 일장일단이 있고, 각각의 특징이 다르다는 것뿐이지, 딱히 모드 간에 차이가 있는 것은 아니죠.

**간호사** 그럼 이번에는, 자발호흡이 있고 의식이 있는 환자에게는 어느 쪽이 좋은지 여쭤보고 싶어요.

**수련의** 간호사 님 마음대로 모드를 바꾸지 못하잖아요.

저도 관심 좀 있는데, 같이 끼워줘요. 환자와 얘기를 나눠도 간호사가 동석해주는 게 더 편하게 잘 할 수 있을 것 같고요……

**간호사** 그럼, 느낌이 좋은 사람이 있으면 수련의 선생님 호출할게요(^^).

**전문의** 그렇지. 역시 환자에게 간호사란 천사 같은 존재일테니까 말이죠(^^).

자, 여기까지 두 가지의 강제 환기 모드에 대해 설명했는데, 하나 더, 좀 전에 잠깐 나왔던 PSV(자발호흡 모드)가 있어요. 이 세 가지가 기본적인 환기 모드예요.

PSV는 자발호흡이 있을 경우 그것을 감지하면 설정한 환기압까지 보조하고, 흡기의 마지막을 감지하여 호기로 전환되는 모드예요.

**수련의** PSV와 PCV, 뭐가 다른지 항상 뒤죽박죽이에요……

**전문의** 음, 자주 그런 질문을 받기도 해요.

> • 설정압력에 시간을 설정하면 호기로 전환되는 것이 PCV
> • 자발호흡을 감지하여 설정 압력까지 도달하면 즉시 호기로 전환되는 것이 PSV

즉, PSV는 자발호흡이 없으면 무호흡이 되고, 환자가 원하는 만큼 원하는 양, 원하는 횟수의 환기가 가능한 모드예요. PCV라면 흡기 시간이 설정되어 있기 때문에 자유롭게 숨을 들이마시거나 내뱉는 호흡 타이밍을 결정할 수가 없습니다.

**수련의** 그렇구나……

**간호사**　즉, 제대로 자발호흡을 하고 있다면 PSV로 OK라는 말씀이군요. 그리고 PCV는 조금 전에도 나왔지만, 어디까지나 강제 환기라는 의미였군요.

**전문의**　그렇죠. 그렇게 들으면 자발호흡을 하는 환자는 모두 PSV가 좋을 것 같지만, PSV의 경우 만에 하나 호흡이 멈춰버리거나 혹은 호흡이 약해져서 인공호흡기가 자발호흡을 감지하지 못하면 환자는 무호흡으로 판단되어 환기가 되지 않게 됩니다. 그렇기 때문에 절대로 무호흡의 지원(백업) 환기(back up ventilation)를 설정해두도록 해야 합니다.

**간호사**　그러고 보니 우리 병원 인공호흡기에는 지원 환기라는 설정 항목이 없었던 것 같은데요. 그래도 무호흡 설정은 있었는데, 그것인가······.

**전문의**　지원 환기는 무호흡 설정이나 지원 환기 등 인공호흡기마다 명칭이 다를 수 있으니까, 자발호흡 모드를 선택했을 때는 지원 환기에 준해 설정되어 있는지를 반드시 확인해 주세요.

**간호사**　그럼, PSV가 설정되어 있으면 환자와 수다를 떨어도, 잠이 들어 자발호흡이 없어져도, 제대로 환기되도록 지원 환기도 설정해두도록 하겠습니다.

**수련의**　저도 주의해서 확인하겠습니다.

**전문의**　A/C, SIMV, PSV 이상 세 가지가 기본적인 모드예요.

강제 환기 모드에는 A/C, SIMV 그리고 자발호흡 모드에는 PSV가 있습니다. AC나 SIMV의 강제 환기에는 두 가지 전달 방법, PCV과 VCV가 있고요. 이 세 가지 모드와 두 가지 환기 방법에 대한 특징을 일람표로 만들어두게요.

각각의 환기 모드나 환기 방법에 따라 예후 등 큰 차이는 없지만, 각각의 특징을 파악하고 관리할 필요는 있습니다.

특히 자발호흡 모드일 때는 자발호흡이 없어지면 무호흡이 되어 버리므로 지원 환기가 필요하고, 전달 방법에 따라 환자의 상태를 관찰하는 것이 상당히 달라지죠. 그런 점은 충분한 주의가 필요해요.

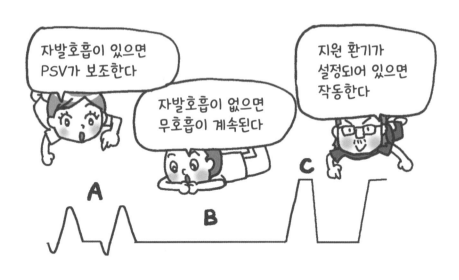

자발호흡이 있으면 PSV가 보조한다

자발호흡이 없으면 무호흡이 계속된다

지원 환기가 설정되어 있으면 작동한다

A    B    C

**수련의** 선생님, 자발호흡 모드가 최근 유행하고 있는 것 같은데, 자발호흡을 보조하는 모드는 PSV밖에 없습니까?

**전문의** 그 외에도 많이 있어요. 다만, 기본적인 것으로 가장 알기 쉬워서 흔히 사용되고 있는 것이 PSV죠.

우선은 PSV를 자발호흡 하에서 능숙하게 다룰 수 있게 되면 다음 단계로 자발호흡이 왜 좋은가에 대해 공부하면서 다른 모드를 공부해 가는 게 좋아요.

**간호사** 그런데 환자의 자발호흡이 확인된다면 그 시점부터 평가할 수 있는 것이 많을 것이고, 그 자발호흡을 살릴 수 있다면 환자가 편안할 것 같은데, 수련의 선생님, 힘내서 열심히 공부하세요.

저는 먼저 배운 기본적인 모드나 전달 방법으로 환자들의 이상을 감지할 수 있도록 제대로 실제 환자분을 보면서 관찰해 보겠습니다.

**표 1** ● **기본 환기 모드의 설정 항목**

| A/C | SIMV | PSV<br>(CPAP, 자발호흡 모드) |
|---|---|---|
| 강제 환기 | 강제/자발호흡 | 자발호흡 |
| $FiO_2$ | $FiO_2$ | $FiO_2$ |
| PEEP | PEEP | PEEP |
| 일회호흡량(VCV) 또는<br>흡기압·흡기 시간(PCV) | 일회호흡량(VCV) 또는<br>흡기압·흡기 시간(PCV) | 없음 |
| 호흡수 | 호흡수 | 없음 |
| PS 없음 | PS | PS |

**표 2** ● **기본 환기 모드와 전달 방법의 장단점**

| 모드 | 장점 | 단점 |
|---|---|---|
| A/C | 호흡 노력의 감소 | 환기량이 부적절한 경우,<br>과환기나 호흡 노력이<br>증가하여 혈역학적 상태에<br>영향을 준다. |
| SIMV | 순환에 영향이 적다. | A/C와 비교해서 호흡일이<br>증가한다. |
| PSV | 인공호흡기에 적응하기<br>쉬운 호흡 노력의 감소 | 무호흡이 발생할 수 있다. |

| 전달 방법 | 장점 | 단점 |
|---|---|---|
| VCV<br>(용량 조절식) | 기도내압의 제한을 넘지<br>않는 범위라면 확실한 일회<br>호흡량을 확보할 수 있다. | 기도 저항이나 폐·흉곽의<br>순응도 저하로 기도내압이<br>증가한다. |
| PCV<br>(압력 조절식) | 환자의 요구에 따른 유속을<br>조정할 수 있고 최대 기도<br>내압을 제한할 수 있다. | 기도 저항이나 폐·흉곽의<br>순응도 저하로 환기량이<br>감소된다. |

session

**9**

기본 모드와 사고 ①

**전문의**  두 분 모두 훌륭하군요. 인공호흡관리와 관련해 중요한 것은 바로 그거예요. 이렇게 인공호흡관리에 대해 논의해도 실제 환자에게 적응하지 못하면 아무 의미도 없어요. 그러니까 여기에서 배운 것은 곧바로 환자와 또 실제 임상현장과 연결해서 생각해 주었으면 해요. 임상에서 활용할 수 없는 지식이라면 모두가 기억할 필요는 없어요.

**간호사**  공부하면 할수록 점점 의욕이 생깁니다!

**수련의**  저도 지지 않도록 열심히 하겠습니다.

- 이 세션에서는 인공호흡기의 세 가지 환기 모드(양식)와 강제 환기의 두 가지 전달 방법에 대해 살펴보았습니다.

- A/C, SIMV, PSV가 기본적인 세 가지 모드입니다.

- 그 중에서도 강제 환기 모드로서 A/C, SIMV가 있고, 자발호흡 모드로 PSV가 있습니다. 자발호흡이 없다면 A/C와 SIMV는 모두 같은 모드입니다.
  설정 횟수 이상의 자발호흡이 있는 경우에는 설정 횟수 이상의 자발호흡에 대해 PSV가 적응됩니다.

- 또 강제 환기 모드인 A/C, SIMV의 환기 전달방법에는 두 가지가 있습니다. 환기량을 설정하는 VCV와 흡기 시간과 흡기압을 설정하는 PCV입니다.

- 각 모드 및 전달 방법에 큰 차이는 없지만 각각의 특징이 있으므로 그 특징을 이해하고 적절히 사용하는 것이 중요합니다.

- 일회호흡량을 설정하는 VCV에서는 양을 폐로 보내기 때문에 환자 상태는 압력으로 표시됩니다. 또 PCV에서는 일정 시간 일정한 압력을 폐에 가하기 때문에 환자 상태는 환기량과 유량 파형에 따라 표시됩니다.

- 강제 환기 모드 선택 시 A/C, SIMV 모두 가능하므로 익숙한 쪽을 선택하면 됩니다. 아주 전문가가 아니라면 VCV를 우선 선택하는 것이 좋습니다.

session

**9**

기본 모드와 설정 ①

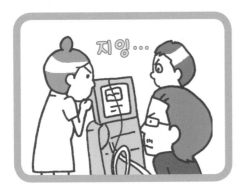

이 세션에서는 인공호흡기의 환기 모드, 환기 조건의 설정과 변경에 대해 배워 보겠습니다.

모든 환자에게 인공호흡기의 목적을 명확히 하고 그 목적에 따라 관리하되, 우선은 초기 설정으로 시작하여 환자에 적합한 설정인지 평가하면서 환자 상태에 따라 환기 설정을 변경해 갑니다.

여기에서도 산소화와 환기는 나누어 생각해야 하며, 산소화와 환기를 어느 정도 어떻게 조절할 지도 중요합니다.

이 세션의 도달 목표
- 초기 설정을 이해한다.
- 목적에 따른 평가를 할 수 있다.
- 목적에 따라 환기 설정을 변경할 수 있다.
- 환기 설정에 관한 항목을 이해한다.
- 산소화와 환기를 조절할 수 있다.

**수련의** 환기 모드에 대해 공부했지만, 실제 환자에게 설정하다보면 좀 헤매기도 하고 망설여져요.

**간호사** 그렇죠? 기본적인 설정이라 하지만 모드도 몇 가지가 있고, 환기 방법도 두 종류가 있었어요. 게다가 모드뿐만 아니라 산소화에 대한 세세한 설정이나 환기 설정도 결정해야 하죠. FiO$_2$의 조건 하나만 하더라도 벌벌 떨면서 설정한 다니까요.

전문의   그래요. 앞 세션에서 환기 모드에 관한 강의를 했지만, 실제 설정이라는 부분 까지는 얘기하지 않았었죠. 사실 매우 간단해요. 어떤 환자든 우선 '초기 설정 가이드라인'으로 대응합니다.

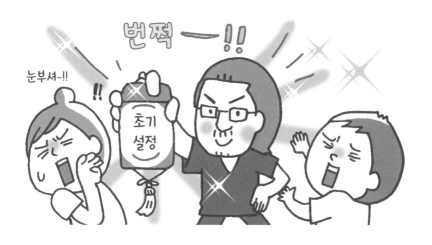

수련의   어떤 환자라도요?

전문의   네.

간호사   하지만 선생님, 언젠가 반드시 환자에게 적합한 설정!이라고 하지 않으셨나 요?

전문의   그것도 물론 맞아요($\hat{} \hat{}$).

어떤 환자에게든 이 초기 설정으로 시작하여 세심하게 조정해가다 보면 반드 시 환자에게 맞게 설정될테니 믿어보세요. 초기 설정의 가이드라인은 중환자의 학회(SCCM)가 만든 것인데, 아주 잘 만들었어요.

① 환기 모드는 익숙한 모드를 선택합니다.

A/C든 SIMV든 상관없습니다. 좋아하는 쪽을 선택.

※ VCV라도 PCV라도 좋지만, 우선 VCV로 생각해 주세요.

② $FiO_2$는 1.0부터 시작해서 $SpO_2$ 92~94%를 유지하도록 $FiO_2$를 줄여 나갑니다.

③ 처음 일회호흡량은 6~8 mL/kg으로 설정합니다.

④ 환자 상태를 보면서 호흡수, 분당환기량(호흡수 × 일회호흡량)을 설정합니다. 호흡수는 통상 10~12회부터입니다.

※ 이때는 pH나 $PaCO_2$, 환자의 병리적 상태에 유의하여 설정합니다.

⑤ 산소화를 살피면서 PEEP을 설정합니다. 시작은 5 $cmH_2O$ 정도부터 합니다.

※ ARDS 네트워크가 작성한 PEEP · $FiO_2$ 환산표를 참고합니다.

⑥ SIMV라면 PS (pressure support)는 통상 5~8 $cmH_2O$부터입니다.

---

어때요?

**수련의** 네? 하지만 지금까지 $FiO_2$는 낮을수록 좋다고 하셨는데요. 더군다나 애써 공부한 모드도 뭐든 다 좋다고 하시면……?

**전문의** 하하하. 조금 당황스러운가요?

물론 지금까지 공부한 모든 것은 이후에 잘 활용할 수 있어요. 환자의 인공호흡기란 것이 초기에 설정하고 끝이 아니잖아요? 이제부터가 실력을 발휘할 때입니다. 초기 설정 후, 지금까지 배운 것들을 총동원해서 환자마다 섬세하게 조정해 가야 하니까요.

**수련의** 그런데…….

**전문의** 납득되지 않는 것이 있나요?

**간호사** 글쎄요, 저희는 초기 설정에 대해 그다지 생각해본 적은 없지만 거기서부터 평가하고 의견을 내는 것, 그것이 중요하다고 생각합니다. 거기에서 상태 악화도, 개선도, 대처 방법도 생각할 수 있기 때문에 우선 설정하고 거기에서 부족한 것을 보충하고 과도한 것을 배제해 가면 된다는 말씀이죠?

**전문의** 말씀하신 대로 일단 설정을 하고 평가합니다.

우선, 납득하기 어려워하는 수련의 선생을 위해 좀 더 보충설명이 필요할 것 같은데 괜찮아요?

먼저, ①번은 모드. 이것은 어디든 익숙한 모드를 사용해도 됩니다. 처음에는 기관내삽관 때문에 진정이나 근 이완된 경우가 많기 때문입니다. 향후 자발호흡이 있을 때 어떤 설정이 적합할지를 판단하여 선택해도 좋아요.

자발호흡이 나타나면 A/C에서는 과환기가 일어나기 쉬워서 평균 기도내압이 쉽게 올라갈 수 있기 때문에 순환에도 영향을 줄 수 있어요.

설정 횟수 이상의 빈호흡은 환자 본인의 흡기 노력으로 호흡하고 있는 것이기 때문에 호흡일이 증가될 가능성이 있어요. 그런 점도 감안하여 설정해도 좋고, 자발호흡이 나타나서 환기 모드를 변경하는 것도 있으니까 지나치게 망설이지 말고 좋아하는 쪽을 선택해요.

②번은 $FiO_2$ 처음에는 어떤 산소화 상태인지 모르는 경우가 많고, 가능한 한 환자의 부담을 줄이고 싶어서 $FiO_2$ 1.0부터 시작합니다. 단, 산소화 부분에서 얘기했지만, $FiO_2$가 높은 것은 환자에게 좋지 않으므로 되도록 빨리 낮추도록 합니다.

어느 정도냐 하면 대략 $SpO_2$ 92~94% 정도를 목표로 낮춥니다.

**간호사** 저번에도 말했을지 모르지만, 역시 처음에 팍 낮추는 게 좀 무섭긴 해요.

**전문의** 그런 점이 있긴 해요. 그러나 어떤 것이 환자에게 좋은 것인지 생각해 봐요. 산소화가 좋아지든 나빠지든, $SpO_2$의 증가 또는 저하로 재빨리 이상을 알아차릴 수 있는 $SpO_2$ 92~94%인지, 무슨 일이 일어나고 있는지 전혀 알 수 없는 $SpO_2$ 100%, 환자에게 해를 끼치는 $FiO_2$ 1.0인지…….

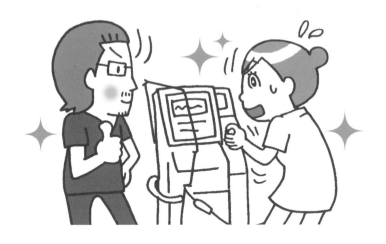

**수련의**　선생님, 꽤 짓궂으신데요…….

**전문의**　그래요? 진짜 짓궂은 사람이 누가 될지, 잘 생각해봤으면 좋겠는데요(^^).

**간호사**　열심히 하겠습니다!

**전문의**　그럼, 이해해주신 걸로 알고…….

다음 ③번은 일회호흡량인데, 일회호흡량 설정은 6~8 mL/kg으로 시작합니다.

즉, 예상 체중(predicted body weight)이 50 kg이라면 일회호흡량은 400

mL정도라는 것이죠.

**간호사**　어라……. 뭔가 또, 체중 앞에 어려운 말이 붙었네요?

**전문의**　어렵지 않아요. 예상 체중이란 건, 너무 뚱뚱한 사람이나 너무 마른 사람의

실제 측정한 체중을 그대로 사용하지 않는다는 뜻이에요. 100 kg, 160 cm 환

자의 일회호흡량을 설정할 때 1,000 mL라고 생각해요?

**간호사**　분명 어색하긴 하죠, 확실히.

전문의   그렇죠. 하지만, 뚱뚱하고 야위었다고 해서 흉곽 크기까지 실제 체중에 의존하는 것은 아니죠. 흉곽의 크기는 신장에 의존해요. 때문에 실제 신장에서 구한 예상 체중을 사용해 일회호흡량을 설정해야 합니다.

예상 체중을 구하는 계산 식은 다음과 같습니다.

남성: 50 + 0.91 × (신장 cm - 152.4)

여성: 45.5 + 0.91 × (신장 cm - 152.4)

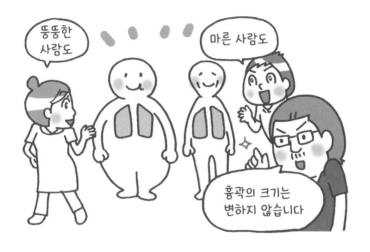

간호사   그럼, 인공호흡관리를 시작할 때에는 신장을 측정하고 계산식을 사용해서 체중을 예상하고, 일회호흡량을 설정하는 것이군요.

전문의   이 식을 외울 필요는 없어요. 다만, 외형이나 실제 측정 체중에 현혹되지 않고 신장으로 추정할 수 있는 대략의 체중으로 일회호흡량을 판단해 달라는 것뿐이니까, 예상 체중으로 판단한다는 것만 알아 두고 이상한 일회호흡량을 피해달라는 것이에요.

**수련의**  특별히 의식하지 않고, 큰 사람이라면 950 mL 정도도 평균이라서, 크다는 이유로 일회호흡량을 설정했었어요.

**전문의**  맞아요. 그런 건 피하고, 환자에게 맞는 초기 설정을 선택해 달라는 것이죠. 그리고, 이 일회호흡량을 설정했을 때 중요한 것이 있어요.

**수련의**  ……? 아! 여기에 나오는 것이 기도내압 관찰인가요?

**전문의**  그래요. 자세한 것은 나중에 말하겠지만, 여기서 기도내압에 대해 확실히 평가해 두었으면 해요. 고원압이 어느 정도인지, 기도 저항 증가 패턴인지, 순응도 저하 패턴인지…….

**간호사**  그래픽도 확실히 확인해야겠군요.

**전문의**  물론입니다.

이제 일회호흡량의 설정이 끝나면 다음은 산소화와 환기 계산을 맞춰 갑니다.

우선 ④번은 호흡수와 분당환기량.

일회호흡량은 환자의 신장으로 대략 정해지기 때문에 그렇게 크게 변경할 수는 없어요. 따라서, 기본적으로 필요한 환기량은 호흡수로 조절합니다.

환기에서 공부한 바와 같이 환기 조절은 $PaCO_2$뿐만 아니라 pH로 관리하는 것이 중요했죠. 그러므로 pH를 보며 필요한 분당환기량을 설정하고, 일단 설정을 했으면 혈액가스분석이나 $EtCO_2$ 등으로 판단하여 설정을 변경해 가는 것이 중요해요.

**수련의**  즉, pH가 낮은 상태부터 시작되면 약간 호흡수를 늘리거나, pH가 정상 정도라면 10~12회 정도로 시작해 보고, 다시 검사하고 평가하여 설정을 변경하면 된다는 것이죠?

**전문의**  맞습니다! 바로 앞 환자의 호흡수를 참고하는 것도 좋을지 모르겠네요.

**수련의**  다음은 ⑤번이니까, 산소화를 맞춰보는 것이군요.

**전문의**  네. 이것도 간단해요. 산소화의 조절이란 뭐였죠?

간호사 FiO₂와 PEEP이었어요.

전문의 그렇죠. FiO₂는 우선 1.0부터 시작하여, SpO₂ 92~94%가 되도록 조절하는 거였죠.

간호사 아무리 중요하다지만, 좀 끈질기지 않나요?

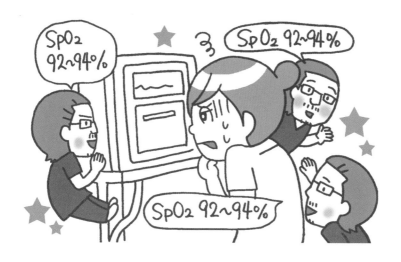

전문의 하하하. 자꾸 말해야 당연하게 생각되어 두려움이 사라질 것 같아서요 (^^).

그래서 FiO₂로 부족할 경우에는 PEEP을 올릴 수밖에 없겠죠. 우선 PEEP 5 cmH₂O 정도에서 시작하여, 단계적으로 2 cm H₂O씩 올려 갑니다.

수련의 필요한 만큼은, 어떻게 판단하나요?

전문의 실은, ARDS 네트워크라는 오로지 ARDS만 연구하는 분들이 있는데, 그분들은 아래 표를 기준으로 설정할 것을 권하고 있어요.

$FiO_2$는 1.0부터 단계적으로 낮추고, PEEP은 단계적으로 올립니다. 그러면 어딘가에서 표의 값으로 안정되는 거죠. 이 표에서 기억해야 할 점은 $FiO_2$ 0.5에서 PEEP은 10 $cmH_2O$ 정도 필요하다는 것입니다. $FiO_2$ 1.0이라는 심상치 않은 산소화 장애에서는 PEEP도 20 $cmH_2O$ 전후는 필요할 것이라는 점이에요. 그냥 기준이지만요.

표 1 ● $FiO_2$ PEEP 환산표

| $FiO_2$ | PEEP ($cmH_2O$) |
|---------|-----------------|
| 0.3 | 5 |
| 0.4 | 5~8 |
| 0.5 | 8~10 |
| 0.6 | 10 |
| 0.7 | 10~14 |
| 0.8 | 14 |
| 0.9 | 14~18 |
| 1.0 | 18~24 |

**수련의** PEEP 20 $cmH_2O$요!?

**전문의** 네. 사실 필요한 PEEP이긴 해요. 수련의 선생이 PEEP을 갑자기 올리면, 아마 선임 선생님에게 많이 혼날 거예요, 살짝 살짝 사용하도록 해요.

그럴 때는 NEJM라는 잡지에 실렸던 이 표를 가져가서 "여기에는 이 정도의 PEEP이 필요하다고 쓰여 있는데, 어떡하죠……."라고 느긋하게 얘기해 봐요.

이 작전은 간호사 님도 사용할 수 있어요. 담당 의사에게 PEEP을 부탁하고 싶을 때 "똑같이 사용하면 되지 않을까? 이렇게 하는 것이 좋아!"라는 표현보다는, "이렇게 쓰여 있던데 어떻게 된 걸까요?" 정도의 상담하거나, 의견을 청하는 느낌으로 얘기하면 반드시 응해 줄 것이라고 생각해요.

갑자기 PEEP을 높게 적용하기는 어렵지만, 조금씩 조금씩 다음 환자들에게는 인공호흡관리가 조금씩 나아지면 좋겠다고 생각해요.

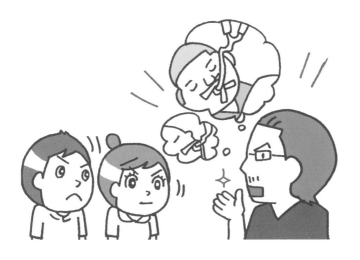

**간호사** 선생님, 좋은 말씀해주셨어요…….

하지만 결국 괴롭거나 빨리 호전되지 않아서 힘든 쪽은 환자니까 조금이라도 관리가 나아진다면 저도 발 벗고 나서겠습니다!

**전문의** 그래요, 그래. 간호사 님들이 역시 의지가 된다니까! 힘냅시다.

**수련의** 저도 잊지 마십시오!

**전문의** 그럴 때 눈치껏 잘 들어와요.

**수련의** 네!

**전문의** 그리고, 이쯤에서 깨닫게 된 건 없나요?

**수련의** 결국은 처음에 했던 산소화와 환기를 나눈다는 것, 각각에 대해 대처할 것. 이것 말씀이죠?

**전문의** 바로 그거예요.

산소화에 대해서는 $SpO_2$나 $PaO_2$로 평가하고, $FiO_2$와 PEEP로 관리한다, 목표로 삼을 $SpO_2$는 92~94%이다, 환기에 관해서는 pH, $PaO_2$, $EtCO_2$로 평가하고 예상 체중으로 구한 일회호흡량과 호흡수를 곱한 분당환기량으로 관리해 간다.

어때요?

**간호사** 지금까지 배운 것이군요.

**전문의** 게다가 환자는 기관내삽관 상태이므로, 설정도 간단하게 바꿀 수 있어요.

**간호사** 앗, 한 가지 잊고 있었어요. SIMV일 때의 PS는 어떻게 설정해 두나요? 처음에는 자발호흡이 없을 수도 있는데, 설정 횟수 이상 나오면 PSV가 적응되는 거죠?

**전문의** 그렇죠. 열심히 설명하다가 잊을 뻔 했는데, 고마워요.

갑작스럽지만, 혹시 빨대를 물고 호흡해본 적 있어요?

**간호사** 없어요.

**수련의** 술에 취했을 때 빨대 포장지를 입으로 날리거나 하지 않나요?

**전문의** 의외네요? 뭐, 그런 적이 없다면 해 봐요. 숨을 들이마시기가 생각보다 쉽지 않을걸요. 요컨대, 기관내삽관 상태의 환자는 모두 가늘고 긴 관을 입에 물고 있는 상황인 거예요. 그러니까 공기를 들이마시기가 상당히 힘든 상태예요.

그래서 기관내삽관 환자에게는 최소한 5 $cmH_2O$의 PSV를 실시해야 해요. 초기 설정 시에 그 정도로 설정하고, 필요에 따라 조절해 가면 되지 않을까요. 아무리 자발호흡의 일회호흡량이 커졌다고 해도, PSV를 너무 낮추면 환자가 숨을

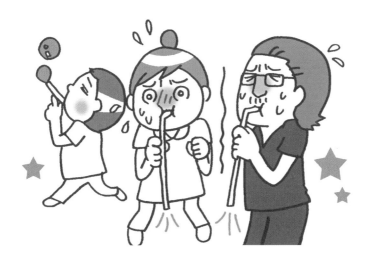

들이마시기 힘들어해서 호흡일이 증가하거나 부조화를 일으킬 수도 있으니 반드
시 최저 수치는 지켜줘야 해요.

**간호사**   네. 가끔 제로 상태일 때도 보긴 해요. 그럴 때는 설정하신 선생님이 빨대를
입에 문 채로 일하시게 할게요.

**수련의**   와, 무서워요~.

**전문의**   하하하.

그럼, 초기 설정 부분은 이해되죠? 우선 초기 설정으로 시작해서 그 후 산소화,
환기, 호흡일을 평가하면서 환기 상태를 조절해 간다, 산소화는 $FiO_2$와 PEEP,
목표는 좋아지든 나빠지든 알 수 있는 포인트, 환기는 일회호흡량과 호흡수, 특
히 일회호흡량은 신장에 따라 결정되므로 호흡수에 주의하면서 분당환기량을
설정한다.

**수련의**   과연, 환자마다 맞는 설정으로 진행되어 간다는 것이군요?

**전문의**   바로 그거예요.

● 인공호흡기를 적용할 때, 다음 초기 설정 가이드라인을 참고하여 설정합니다.

● 초기 설정은 다음과 같이 진행합니다.

① 환기 모드는 익숙한 모드를 선택한다.

② $FiO_2$는 1.0부터 시작하고, $SpO_2$ 92~94%를 유지하도록 $FiO_2$를 낮춰 간다.

③ 처음 일회호흡량은 6~8 mL/kg으로 설정한다.

④ 환자 상태를 보면서 호흡수, 분당환기량(호흡수 × 일회호흡량)을 설정한다.

⑤ 산소화를 보면서 PEEP을 설정한다.

● 이렇게 하면서 목적에 따라 평가하고, 더욱 환자에게 적합하도록 설정을 변경해 갑니다. 산소화에 대해서는 $FiO_2$와 PEEP, 환기에 대해서는 일회호흡량과 호흡수로 조절합니다. PEEP에 대해서는 PEEP-$FiO_2$ 환산표를 기준하여 설정하도록 합니다. 또한 환기의 경우, 일회호흡량은 체격이나 병리적 상태에 따라 설정 범위에 제한이 있으므로 호흡수를 중심으로 조절하는 것이 필요합니다.

● 설정 후 재평가하여 필요에 따라 설정을 변경합니다. 몇 번이고 이 과정을 반복해서 합니다.

● 이렇게 하여 환자 상태를 유지하는 동안 원인을 찾기 위해 기도내압, 기도내압 파형의 패턴, 흉부 X-ray 사진 등을 평가하고, 병리적 상태에 맞는 설정으로 변경해 갑니다.

● 초기 설정은 어디까지나 인공호흡기 적용의 시작이며, 설정이 곧 종료는 아닙니다.

## 특수 질환에 도전하라! ① 폐쇄성 폐질환 편

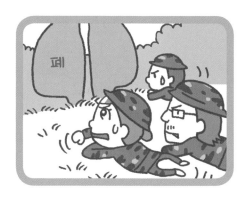

이 세션에서는 특수 질환의 대표 사례로 폐쇄성 폐질환 관리에 대해 논의해보고자 합니다. 지금까지의 논의에서 호흡관리의 보편적이며 가장 중요한 포인트를 이해하였습니다.

호흡관리에서 중요한 것은 항상 기본 원칙을 행하는 것입니다. 그러나, 이 기본 원칙만으로는 제대로 관리할 수 없는 경우가 있는

데, 이른바 특수 질환이라는 폐쇄성 폐질환과 제한성 폐질환입니다. 제대로 된 관리를 할 수 없다는 것은 기본 원칙에 따라 행동하면 언뜻 문제없이 관리되는 것처럼 보이지만, 실은 알아차리지 못한 곳에서 해가 생긴다는 의미입니다.

이 세션에서 다루는 폐쇄성 폐질환에는 auto-PEEP이라는 유해한 상태가 있고, 이를 방치하면 쇼크 상태가 되어 죽음에 이르게 됩니다. auto-PEEP에 대해 미국과 유럽에서는 인공호흡관리에 대한 교육을 실시할 때마다 반복적으로 그 중요성을 강조하여 철저하게 피해야 할 유해 현상으로 여기고 있습니다.

---

**전문의**   이제 마무리로 들어가겠습니다. 주의를 요하는 특수 질환으로 폐쇄성 폐질환과 제한성 폐질환에 관해 말하려고 합니다.

**수련의**   폐기능 검사에서 나오는 그것이군요.

**전문의**   맞아요(^^). 그거예요.

**간호사**   이것 역시, 외워둬야겠죠?

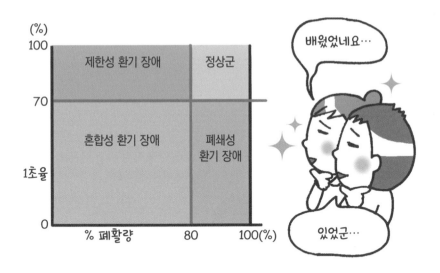

전문의    어떤 검사였는지, 수련의 선생은 기억하나요?

수련의    실습에서 해 본 적 있습니다. 통에 대고 호흡하는 것이죠. 심호흡을 하고 힘껏
          내쉬는 검사입니다.

전문의    네, 그거예요. 자, 질문.
          급성 호흡부전으로 헉헉대며 숨 쉬기가 힘든 상태에서 폐기능 검사를 할 수 있
          을까요?

수련의    좀 어렵죠? 하더라도 제대로 된 결과가 나오기는 어려울 것 같은데요…….

간호사    폐기능 검사를 하지 못하면 제한성인지, 폐쇄성인지 판단할 수가 없죠?

수련의    병력 등으로 어느 정도는 알 수 있지 않을까요?

전문의    아무렴요. 급성 호흡부전 상태라면, 폐기능 검사가 쉽지 않아요. 그러니 병력
          등으로 얻을 수 있는 정보를 종합해서 판단해가는 거죠. 그런데 지금까지 논의
          해 온 두 분이라면 좀 더 현명한 판단을 내릴 수 있지 않을까요?

간호사    네? 어떤?

**전문의**　자, 힌트. 말을 바꿔볼까요. 폐쇄성 폐질환은 기도 저항이 증가하는 질환이 예요. 제한성 폐질환은 순응도가 저하되는 질환이고요.

**간호사**　기도내압 그래픽!

**수련의**　호흡일 부분에서 했던 'R인가, C인가'의 적용이군요.

**전문의**　맞아요. 기도내압의 그래픽 파형을 보면, 폐쇄성인지, 제한성인지 판단할 수 있어요.

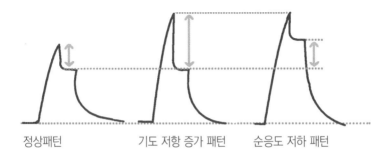

정상패턴　　　기도 저항 증가 패턴　　　순응도 저하 패턴

**수련의**　굉장하군요. 그런 걸 들어본 적도 없어요…….

**전문의**　그런가요? 인공호흡관리의 기본 중의 기본인데요. 하긴 제대로 알고, 굳이 가르쳐주려는 사람이 많지 않겠죠. 자, 추가 질문. 폐쇄성 폐질환이란 어떤 질환 인가요?

**수련의**　폐쇄성 폐질환이니까 기관지 천식이나 COPD?

**간호사**　기도 저항이 높아서 숨을 내쉬고 싶어도 내쉴 수 없는 상태입니다!

**전문의**　옳거니! 자발호흡이었다면 숨을 내쉬는데 시간이 걸려도 좋으니 확실하게 내쉴 수 있으면 됩니다. 하지만 인공호흡기 적용 중이라면 그렇게 할 수가 없어요.

**수련의** 기계가 마음대로 호흡하게 만든다는 것이군요?

**간호사** 그렇구나.

**전문의** 숨을 내쉬고 싶은데, 내쉴 수 없다. 그런데도 인공호흡기에서는 계속 공기를 보내오죠. 이것을 'auto-PEEP'라고 합니다. 예를 들면, 인공호흡기에서 500 mL의 환기량을 보내옵니다. 기도 저항이 높아서 호기가 도중에 종료되어 아직 490 mL 밖에 내쉬지 않았는데, 다음 500 mL를 보내온다……

**간호사** 매 호흡마다 10 mL씩 쌓이는 거네요?

**수련의** 매 호흡마다 10 mL라 해도 10 호흡이면 100 mL, 50 호흡이면 500 mL가 쌓이는군요.

**전문의** 한 번의 호흡으로 쌓이는 환기량은 그리 많지 않더라도 계속 쌓이면 충분한 환기량이 되지요. 폐에 쌓이는 공기가 많아지면 흉강 내압은 높아집니다. 그러면……?

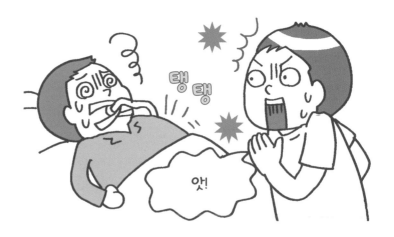

**간호사** 정맥 환류가 돌아올 수 없게 됩니다.

**수련의** 긴장성 기흉과 마찬가지로 쇼크 상태가 될 것 같군요.

**전문의** 맞습니다. 이것이 auto-PEEP의 무서움입니다. 미국와 유럽에서는 이 auto-PEEP을 철저하게 피하도록 입이 닳게 가르쳐요.

**간호사** 그렇지만 처음 들어요……

**수련의** 앞으로 충분히 주의하지 않으면 안 되겠군요. 제대로 찾아낼 수 있을지 조금 걱정됩니다.

**전문의** 쉽진 않아요. 그러나 auto-PEEP이 발생하기 쉬운 사람들은 정해져 있어서 인공호흡관기 적용 중인 모든 환자를 상대로 만반의 주의를 기울일 필요는 없어요.

**간호사** 주로 기도 저항이 높은 상태인 폐쇄성 폐질환 환자에게 주의를 기울이라는 말씀이군요!

**전문의** 훌륭하군요!

**간호사** 그런데 어떻게 알아차릴 수 있나요? 활력징후 이상으로 쇼크를 감지하면 되는 건가요?

**수련의** 쇼크가 발생한 후에는 늦을 것 같은데요.

**전문의** 맞아요. auto-PEEP을 알아채려면 우선 환자의 기도 저항을 추측해야 합니다. 기도 저항이 증가된 상태에서는 특히 auto-PEEP에 주의해야 해요. 초기 auto-PEEP을 알아채려면 기류(flow) 파형이 가장 민감도가 높아 발견하기 쉬워요. 위쪽의 흡기는 무사히 종료되었지만, 아래쪽의 호기 기류는 종료되지 않았어요(= 0이 아니다). 일회호흡량을 봐도 설정 횟수보다 대폭 적은 환기량밖에 돌아오지 않은 것도 특징이에요.

**간호사** 흠. 앞으로는 주의 깊게 살펴볼게요.

**수련의** 그런데 auto-PEEP을 발견했을 때 어떻게 하면 되나요? 기관지 천식이라면 기관지 확장제와 스테로이드, 인공호흡기를 적용하지 않은 경우라면 어느 정도 알 수 있겠지만……

특수 질환에 도전하라! ① 폐쇄성 폐질환 ②

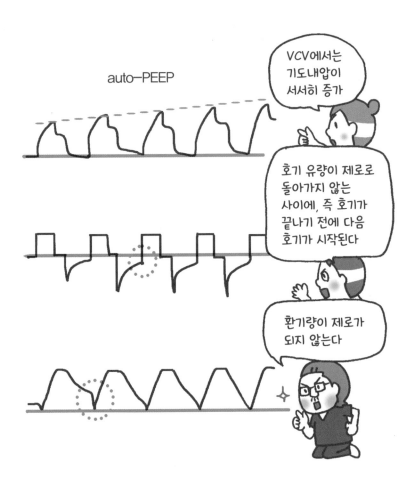

전문의 　기본적으로는 원질환 관리가 중요해요. 그리고 auto-PEEP을 찾으면, '호기를 확실히 확보한다'는 점에 주의해야 해요.

수련의 　그럼 흡기 시간을 단축하면 되는 거네요!

전문의 　그렇죠. 흡기 시간이 짧아지면 그만큼 호기가 길어지니까.

간호사 　호흡수를 줄이면 어떻습니까?

전문의 　좋아요. 호흡수를 줄이면 상대적으로 호기 시간이 길어지죠. 또 일회호흡량을 줄이는 방법도 있고요.

**간호사**  일회호흡량이 적어지면 흡기도 짧아지고 호기도 짧아지잖아요.

**수련의**  하지만 선생님. auto-PEEP을 막기 위한 치료는 어쩐지 $CO_2$가 쌓일 것 같은 대처법뿐인 것 같은데요······.

**전문의**  제대로 이해하고 있군요. 말씀대로예요. auto-PEEP을 막으려고 하면 아무래도 $CO_2$는 쌓이게 되죠.

**간호사**  호흡성 산증이 나타난다는 거네요.

**전문의**  맞아요. auto-PEEP 때문에 쇼크가 발생하는 것보다 차라리 산증 쪽이 더 낫습니다. 산증이라도 허용하자는 의견이 있는데, 이것을 고이산화탄소 허용 (permissive hypercapnia, PHC)이라고 하죠.

**수련의**  왠지 멋있어요.

**전문의**  게다가 말예요, 실제로 auto-PEEP이 개선되면 사강 환기가 개선되어 $CO_2$ 가 감소해요. 물론, 어느 쪽이든 충분한 모니터링을 하면서 해야 할 치료라서 ICU나 ICU에 준한 환경에서 관리를 하고요.

# 12 특수 질환에 도전하라! ② 제한성 폐질환 편

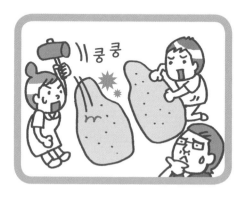

앞 세션에서는 일반적인 인공호흡관리로는 까다롭고 주의를 요하는 특수 질환으로서 폐쇄성 폐질환을 다루었습니다. 기도 저항이 높아 숨을 다 내쉴 수 없는 auto-PEEP에 주의를 기울였던 것입니다. 여기에서는 폐쇄성 폐질환과 쌍을 이루는 질환인 제한성 폐질환에 대해서 알아보겠습니다.

제한성 폐질환이란, 폐가 딱딱한 상태입니다. 급성 호흡곤란증후군(ARDS)이나 폐섬유증 등이 이에 해당됩니다. 제한성 폐질환은 폐가 딱딱하기 때문에 환기를 위해 높은 압력을 필요로 합니다. 일반적인 인공호흡관리로도 관리할 수 있지만, 기도내압이 높아 인지하지 못하는 사이에 환자의 사망률을 높이고 있는 것입니다. 폐쇄성 폐질환 역시 기도내압이 높은 상태지만 증가하는 패턴이 다릅니다. 인지만 한다면 해야 할 일은 하나, '환기량 제한'입니다. 세계적인 표준치료이므로 반드시 기억하도록 합니다.

**전문의**　자, 여기에서는 일반적인 인공호흡관리로는 까다로운 특수 질환 중에 제한성 폐질환에 대해 논의해 봅시다.

**간호사**　폐기능 검사(→ p. 118)는 이제 놔두고, 구체적으로 어떤 질환이 제한성 폐질환인가요?

**수련의**　급성 호흡곤란증후군(ARDS)이나 폐섬유증이죠.

**전문의**　맞아요. '폐가 딱딱한' 상태예요.

**간호사**   폐가 딱딱하면 기도내압은 높아질 것 같군요. 폐쇄성 폐질환도 그랬잖아요.

**전문의**   통찰력이 좋군요. 폐쇄성 폐질환, 제한성 폐질환 모두 기도내압이 높아지는 질환이에요. 그런데 기도내압이 높아지는 패턴이 달라요.

**수련의**   호흡일 부분에서 나온 기도내압 파형이군요. 제한성 폐질환이 순응도 저하 패턴, 폐쇄성 폐질환이 기도 저항 증가 패턴이죠!

**전문의**   좋아요, 알고 있군요. 그러면 제한성 폐질환이라면 어떤 기도내압이 높아질까요?

**간호사**   파형을 보면 알 수 있어요. 고원압이 높아져서 결과적으로 최고 기도내압도 높아진다는 것이죠.

**전문의**   훌륭하군요. 자, 이쯤에서 질문. 아래 두 개의 기도내압 파형이 있다면 폐손상이 심한 쪽은 어디일 것 같아요? A가 폐쇄성 폐질환 패턴, 기도 저항이 높았죠. B가 제한성 폐질환 패턴으로 고원압이 높았어요.

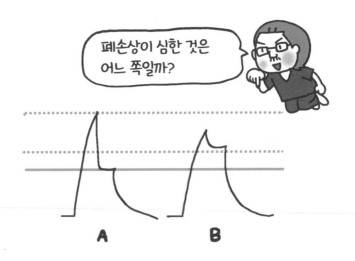

**간호사** 그야, 최고 기도내압이 높은 쪽이 결과적으로 한순간이라도 높은 압력에 노출되는 것이니까, A!

**수련의** 흠, 간호사 님과 같은 대답인 게 좀 신경 쓰이지만, 일반적으로 생각하면 A가 폐에는 안 좋거든요. 아무리 생각해도.

**간호사** 수련의 선생님, 저 따라서 하신 거예요!

**전문의** 분명 A쪽 최고 기도내압이 높아서, 보다 높은 압력이 폐손상을 일으킬 것 같은 느낌이 들어요. 높은 압력이 가해지는 것이 별로 좋지 않다는 것 자체는 틀리지 않아요. 하지만 어디에 가해진 압력인지가 중요해요.

기도내압 성분은 두 가지로 나뉘진다고 했죠. 폐포에 가해진 고원압과 기도 저항과 관련된 overshoot (지나치기) 압력. 이것에 PEEP을 더하면 기도내압의 구성요소가 되는 셈이죠. overshoot 부분의 압력은 기도내압으로 소비되는 압력으로, 고원압이 폐포에 실제로 가해진 압력이 됩니다. 따라서 A 패턴이라면 분명히 overshoot 압력은 높지만, 인공호흡기 회로→기관내관→기관→말초 기도를 지나는 도중에 overshoot 압력은 소비되고, 폐포에 실제로 가해지는 압력은 고원압까지 떨어져 버립니다.

고원압은 B보다 낮아요. 그러니까 폐포에게 가해지는 압력이 낮아 폐손상이 적어지는 것입니다.

**수련의** 아, 그렇군요. 잘 생각해보고 제대로 기억해냈으면 좋았을텐데……

**전문의** 다만, 일상 임상에서 고압원에 대응하는 것은 꽤 어려워요. 간호사 님, 인공호흡기를 하고 있는 환자에게서 기도내압 상한 알람이 울리기도 할 것 같은데, 평소 어떻게 대처하고 있나요?

**간호사** 알람이 울린 것을 확인하면, 일단 알람을 끄고 원인을 찾아 흡인하거나 합니다.

**전문의**  그래요. 원인을 평가할 때는 어떻게 해요?

**간호사**  지금까지는 그냥 그랬지만, 앞으로는 파형 등을 보면서 먼저 R인지 C인지 생각하려구요…….

**전문의**  사실 기도내압 알람은 폐에 장애를 일으킬 수 있는 고원압이 아닌, 최고 기도내압으로만 발생 가능합니다.

**수련의**  그 말씀은 기도내압 상한 알람이 발생하면 우선 알람소리를 끄고 파형을 보거나 고원압이 어느 정도인지 확인하고, 그리고 대처해야 한다는 것이군요.

**전문의**  맞아요. 그래서 제대로 의식하지 않으면 최고 기도내압이 증가하여 알람이 발생했는지, 고원압이 증가한 탓인지 알 수가 없어요.

**수련의**  간호사 님이 호출하면 무엇 때문인지 꼭 물어봐야지.

**전문의**  네. 두 분은 이미 R인지 C인지 구분할 수 있는 능력을 가지고 있을 테니까요.

**간호사**  요점은 조금 전에 기도 저항과 관련된 최고 기도내압은 높아도 허용할 수 있다는 말씀을 하셨지요. 고원압은 어느 정도까지 허용할 수 있나요? 아무래도 최고 기도내압 알람을 35 cmH$_2$O 정도로 설정하는 경우가 많아요…….

**전문의**  대략 30 cmH$_2$O 정도라고 해요. 30 cmH$_2$O를 넘을 것 같으면 대처하지 않으면 안 되거든요.

**수련의**  30 cmH$_2$O 정도라고 듣긴 했는데, 그 이유는 뭘까요?

**전문의**  그건 기도내압 특히, 고원압이 증가하면 할수록 사망률이 증가하는데, 특히 30 cmH$_2$O 이상에서 사망률이 급격하게 증가하기 때문이에요.

그렇다면, 고원압이 높아지지 않게 하려면 무엇을 해야 할까요?

**간호사**  PEEP을 낮추거나, 순응도를 올리거나, 혹은 일회호흡량을 낮추면 고원압은 떨어지지 않을까요?

**전문의**  역시, 훌륭하군요! 오늘 하루 사이에 몰라볼 정도로 성장했습니다. 순응도는 폐 상태에 따라 정해지고, PEEP은 산소화에 따라 조절하는 것이었죠. 따라서 실제로는……

**간호사**  일회호흡량으로 조절한다는 말씀이죠?

**수련의**  앗! 설마 이것이 소문으로 듣던 저일회호흡량 전략(low tidal volume strategy)인가요?

**전문의**  옳거니, 맞아요. 일회호흡량을 줄여 대처하는 건데, 어느 정도로 줄여갈까요?

**수련의**  6 mL/kg입니다!

**전문의**  꽤 대담해졌군요, 수련의 선생(^^).

유감스럽지만, 그 전이에요. 우선 초기 설정 가이드라인은 일회호흡량을 6~8 mL/kg으로 시작했었죠. 그 범위 내에서 일회호흡량을 낮출 수 있다면 우선 6 mL/kg으로 낮춰 봐요. 그런데도 고원압이 30 cmH$_2$O를 초과할 것 같으면, 저일회호흡량 전략을 시도해 봅니다.

**간호사**  일회호흡량을 낮춰 가는 것은 알고 있었지만, 일회호흡량을 낮추면 분당환기량도 줄어들겠죠?

**전문의**  당연하죠! 그럼 PaCO$_2$는 어떻게 되겠어요?

**간호사**  분당환기량이 줄어드니까, PaCO$_2$는 올라갑니다.

**전문의**  맞아요. 그 대신 무언가 설정을 변경하면 분당환기량을 그대로 유지할 수 있지 않을까요?

**간호사**  호흡수!

**전문의**  네. 그래요. 잠깐 예를 들어볼까요?

가령, 예상 체중 50 kg인 사람이 ARDS와 같은 제한성 폐장애로 인공호흡기를 적용하고 있다고 합시다. 우선 초기 설정을 선택하고 인공호흡기를 시작했습니다.

특수 질환에 도전하라! ② 제한성 폐질환 편

A/C 모드, 전달 방법이 VCV, 호흡수 12회, 일회호흡량 10 mL/kg, PEEP 5 cmH$_2$O, FiO$_2$ 1.0, 고원압 45 cmH$_2$O.

**자, 어떻게 하죠?**

**수련의** 고원압이 30 cmH$_2$O를 훨씬 넘어요.

**간호사** 우선 일회호흡량을 10 mL/kg → 8 mL/kg으로, 즉 500 mL → 400 mL으로 변경합니다.

그래서 최초의 분당환기량이 12회 × 0.5 L = 6.0 L.

**수련의** 즉, 6.0 L ÷ 0.4 L = 15회.

따라서, 호흡수를 12회 → 15회로 변경하면 됩니다.

**전문의** 오, 훌륭해요!

잘했어요. 자, 일회호흡량을 변경한 곳에서 고원압이 좋아졌는지 잠깐 측정해 보려 하는데, 어떻게 측정하는지 알고 있나요?

**수련의** 앞 세션에서 가르쳐주셨어요. 흡기 포즈를 누르면 고원압을 측정할 수 있을 거라고……

**전문의** 용케 기억하고 있었군요. 자, 그럼…….

그래서 얼마냐 하면, 고원압 37 cmH$_2$O라고 하는군요. 세이프? 아웃?

**간호사** 아웃이요! 그래서 다시 1~2 mL/kg를 줄여서 6 mL/kg로 하고, 일회호흡량 300 mL로 합니다.

**수련의** 그러면 분당환기량은 6.0에 맞추고 싶으니까

6.0 L ÷ 0.3 L = 20회, 호흡수는 20회까지 올립니다.

**간호사** 여기서, 모처럼 환기량을 낮췄으니까, 고원압을 측정해 보면…….

**전문의** 29 cmH$_2$O입니다.

**수련의** 아슬아슬하게 OK군요.

**전문의** 그렇군요, OK.

지금 시도한 것이 저일회호흡량 전략이에요. 즉, 고원압이 30 cmH$_2$O를 끊을 때까지 일회호흡량을 낮춰가는 거예요. 참고로 이번 환자는 ARDS인데, ARDS 는 어떤 병이죠?

**간호사** 산소화가 엄청 나쁘다……?

**수련의** 분명…… 폐동맥쐐기압(PAWP)이 18 mmHg를 넘지 않고, 흉부 X-ray 사 진 상에는 양측 미만성 폐포 침윤이 있고, 그래서 PF 비가 200 이하였던 것으 로 생각합니다.

**전문의** 즉, 비심장성 폐부종(non-cardiogenic pulmonary edema)이라는 것이죠. 심장 때문이 아닌 폐부종이라는 건데, 폐는 꽤 푹신푹신하고 스펀지같은 느낌 으로 스펀지 폐(sponge lung)라고 부르기도 해요. 스펀지를 물에 적셔서 그 근 처에 툭 던져 놓으면 어떻게 될까요?

**간호사** 밑에만 질척해져요.

**전문의** 그렇죠? 사실 이것이 ARDS에 흔히 볼 수 있는 배측 폐손상(dorsal lung injury)이에요. ARDS도 비심장성일 뿐, 폐는 물이 찬 상황이죠.

그래서 바로 누운 자세로 자게 되면 물은 점점 등쪽으로 모이게 됩니다. ARDS 환자는 자주 저산소 상태에 빠지는데, 그 원인이 이런 식으로 뭉개졌거나 물에 찬 폐와 보통 폐가 혼재하고 있는, 즉 환기관류 불균형으로 일어납니다. 특히 그 중에서도 션트(shunt)가 저산소의 원인으로 꼽히고 있어요.

게다가 ARDS 환자의 폐를 많이 모아 조사해 보니, 실제로 공기가 찰 수 있는 부분이 아이만큼 적어졌다는 연구가 있어서 아기 폐(baby lung)로 부릅니다.

**수련의** 어? 혹시 ARDS의 경우, 폐가 딱딱해진다는 건 잘못된 말인가요?

131

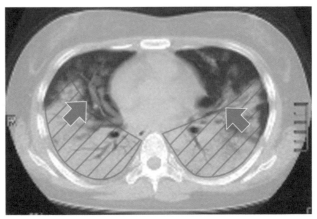

ARDS에서는 폐부종에 의한 침수된 폐포나 자중(自重)에 의한 폐포의 허탈, 흉수에 의한 폐외에서의 압박 등 다양한 이유로 인해(그림의 사선부) 유효한 폐의 용적은 감소하고, 건강한 부분이 매우 작아져 간다. 마치 아이처럼(baby lung)!

**전문의** ARDS도 시간이 지나면 섬유화되거나 해서 딱딱해진다는 표현이 딱 맞지만, 초기 단계에서는 딱딱하다기 보다는 물이 차거나 허탈된 부분이 있어서 공기가 찰 수 있는 부분이 줄어들어 순응도가 저하됩니다. 즉, 순응도 저하의 원인은 폐가 딱딱해져서가 아니라 작아져버렸기 때문이죠.

**간호사** 아마도 아기처럼 작아져 버린 폐에 일반 환기량을 넣으면 기도내압이 올라가겠죠?

**전문의** 그렇겠죠? 기도내압을 높이지 않기 위해서라도, 이 폐의 용적에 맞는 일회호흡량을 보내 주면 되겠죠?

**수련의** 오, 저일회호흡량 전략이 보이는 것 같습니다.

**전문의**  그래요? 그렇지만 아까 환자분……. 저일회호흡량 전략으로 환기량을 낮춰서 고원압을 유지하는데는 성공했지만, 산소화가 순식간에 내려가 지금은 $SpO_2$에서 85%가 되었는데 어떻게 할까요?

**간호사**  산소화는 $FiO_2$와 PEEP으로, $FiO_2$는 1.0으로 더 이상 올릴 수 없어요. 그러므로 PEEP을 올립니다.

**수련의**  음……. PEEP - $FiO_2$ 환산표를 사용해 볼까요?

**전문의**  좋아요. 조금 전에 PEEP - $FiO_2$ 환산표 얘기를 했는데, 한 번 더 얘기해두자면, ARDS만 연구하고 있는 ARDS네트워크에서는 어느 정도의 $FiO_2$일 때에 어느 정도의 PEEP을 적용해야 할까라는 기준을 제시했어요.

**수련의**  여기서는 $FiO_2$ 1.0이니까, PEEP도 20 $cmH_2O$ 적용해야 해요!

**전문의**  무서워요?

**수련의**  정말 본 적도 없는 숫자입니다…….

**간호사**  저도 무서워요.

**수련의**  혈역학적가 불안정해지거나, 혈압이 떨어지거나, 기흉 같은 게 생기지는 않을까요?

**전문의**  우선 기흉이나 auto-PEEP이 없는지 확인하지 않으면 안 되겠죠. 원래 수분량이 부족하면 확실히 수액을 보충해줘야만 하고…….
요컨대 우리가 기침할 때 가해지는 기도내압이 어느 정도일 것 같아요? 실제 100 $cmH_2O$ 정도라고 합니다. 우리 폐는 정상이기 때문에 당연하게 느낄지도 모르지만, 즉 그 정도의 압력이 가해져도 쉽게 폐는 찢어지지 않아요. 더군다나 기흉이라면 어떡해야 할까요?

**수련의**  양압환기 중이니까, 긴장성 기흉(tension pneumonthorax)이 의심되면 즉시 천자!입니다.

session

**12**

특수 질환에 도전하라!! ② 제한성 폐질환 편

**전문의** 잘 알고 있군요. 천자 후에 배액관을 삽입하면 됩니다. 모두 대처법을 알고 있으니 무섭지 않죠(^^)?

**간호사** 그래도 역시 해본 적 없는 것은 무서우니까, 조금씩 시도해보는 건 어떨까요?

**수련의** 그렇죠. 조금씩, 부족하면 또 조금씩 해가면 되죠.

**전문의** 네. 그럼 얼마씩?

**수련의** 음, 12 $cmH_2O$로.

**간호사** 그리고 PEEP을 바꿨으니, 산소화 평가와 함께 고원압도 평가해야겠지요?

**전문의** 당연하죠! 산소화는 일단 90%까지는 올라간 것 같아요. 다만, 고원압은······ 36 $cmH_2O$.

**간호사** 어떡하죠?······. 아까 일회호흡량은 300 mL까지 낮추고, 호흡수는 지금 20회예요.

**수련의** 그런데 고원압 30 $cmH_2O$ 이상은 허용할 수 없으니, 일회호흡량을 조금 더 내릴 수밖에 없는데. 일회호흡량 200 mL로, 호흡수는······ 30회!?

**간호사** 어렵겠죠. 호흡수 30회는 너무 지나친 것 같은데······.

**전문의** 일회호흡량이 사강량과 거의 같아진 것 같지 않나요. ARDS 네트워크가 권고하는 저일회호흡량 전략에서는 4 mL/kg까지 일회호흡량을 낮춰보라고 되어 있어요. 단, 일회호흡량 200 mL로는 아무리 환기 횟수를 올렸다 하더라도 반드시 $PaCO_2$는 쌓여버릴 것 같죠?

그러니까 우선은 $PaCO_2$가 쌓이는 것은 pH 7.15 정도까지 허용하고, 저일회호흡량 전략을 시도해 보면 어떨지에 대한 관리법이 있어요.

**수련의** 들어본 적 있는 것 같은데······.

**전문의** 고이산화탄소 혈증을 허용하는 방법, 즉 고이산화탄소 허용(permissive hypercapnia)이라고 해요.

간호사 　pH 7.15!? 그거야 말로 무서워요.

전문의 　임상에서 pH 7.15를 허용하려면 꽤 용기가 필요할 지도 몰라요. 자, 여기까
　　　지 이 세션 내용의 정리입니다.

## session point

● 제한성 폐질환에 대한 치료 전략으로 ARDS를 예로 들어 배웠습니다.

● 제한성 폐질환, 특히 ARDS 같은 상태에서는 기도내압, 특히 고원압이 올라가
고, 30 cmH$_2$O 이상에서는 사망률이 급격히 증가합니다. 그렇기 때문에 고원
압이 30 cm H$_2$O를 넘지 않도록 환기량의 제한이 필요합니다.

● 감소된 환기에 의해 변하는 pH나 PaCO$_2$에 대해서는 허용하는 고이산화탄소
허용(permissive hypercapnia)의 필요성을 배웠습니다.

● 제한성 폐질환도 폐쇄성 폐질환도 똑같이 기도내압이 증가하는 질환이지만, 그
대처도 원인도 크게 다릅니다. 우선, 기도내압 파형이나 고원압에 의해 어느 쪽
이상인가를 판단하여 각각에 맞게 대처하는 자세가 중요합니다.

특수 질환에 도전하란! ② 제한성 폐질환 편

## 한 걸음 더 나아가…….

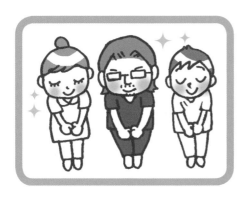

마지막까지 함께 해주셔서 감사합니다. 이 책은 여기 13세션까지의 내용으로 완결입니다. 인공호흡관리에 종사하시는 모든 의료진들이 알아둬야 할 기본 중의 기본에 대해서 가능한 한 알기 쉽게 설명했습니다. 일부, 약간 수준이 높은 부분도 있었나요? 국내 의료진이라면 몇 년 후에는 이 정도 수준으로의 향상이 가능할 것이라는 희망을 담았습니다. 마지막 세션으로서, 인공호흡관리의 즐거움을 언급해보자는 생각에 지금까지의 내용과는 조금 다른 세션을 추가해 보았습니다. 최신 근거, 간호 가능성, 다학제팀 진료의 우수성에 초점을 맞춰 보겠습니다.

**전문의**    두 분, 수고하셨습니다. 여기까지의 내용을 이해했다면 인공호흡관리에 관해서는 세계 표준수준까지 도달했다고 생각해도 좋습니다.

**간호사**    세계 표준……. 너무 높이 평가해주신 것 같아요. 좀 어려운 부분도 있었지만, 대략 이해할 수 있었던 것 같습니다!

**수련의**    확실히 지금까지 배운 적 없는 내용이 많았습니다. 어렵지는 않았어요.

**간호사**    그런 말씀하시면서 중간에 찌푸린 표정이었어요.

**전문의**    마지막으로 이 세션에서는 '인공호흡관리의 즐거움을 전한다' 라는 내용으로 전문가의 눈높이에서 얘기 나눠보고 싶습니다. 기본도 재미있지만, 그것만으로는 좀 지루하죠. 별로 '실력을 보여줄 만한 곳' 도 없고 말이죠.

**수련의**  사실 여기까지의 내용이라면 너무 간단해서 실력 차이는 나지 않을 것 같아요.

**전문의**  그럼 두 분에게 질문. 인공호흡관리 중 치료 성공의 포인트는 어디에 있다고 생각하나요?

**수련의**  그거야 인공호흡기 설정이죠. 초기 설정을 하고, 그 후에 혈액가스를 본 뒤에 미세하게 조정해 가는 과정이 중요하다고 생각합니다!

**간호사**  아니면 오늘 하루의 공부가 무의미합니다! 아, 하지만 원질환의 중증도 등이 더 중요합니다.

**전문의**  맞습니다. 역시 중증 환자의 호전 여부는 질환의 중증도, 원질환을 제대로 알고 있는지, 원질환에 대한 치료가 제대로 이루어지고 있는지가 중요합니다. 인공호흡기는 역시 대증요법이기 때문에 주된 원인인 원질환이 계속 해결되지 않는 상태라면 대증요법 자체가 그다지 의미가 없을 테니까요. 수련의 선생이 완벽하게 인공호흡관리를 했다 하더라도 대장 천공으로 복막염이 남아 있는 상태라면……

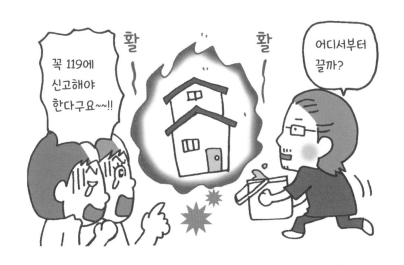

**간호사**   도움이 되지 않아요.

**전문의**   그러면 근본 치료는 철저하게 받았다하고, 중증 환자에게 인공호흡기를 적용하려고 할 때 초기 설정을 할 수 있고, 이후의 미세조정도 할 수 있게 되었어요. 하지만 이것만으로 환자를 고칠 수 있는 건 아니에요.

**수련의**   수액을 이용한 수분관리나 영양관리, 항균제를 제대로 사용하는 것도 중요하다고 생각합니다. 다른 전문의 선생님도 적절한 항균제를 적절한 기간에 적절한 양으로 투여하는 것이 중요하다고 말씀하셨어요!

**전문의**   그렇고말고요. 요즘은 항균요법도 점점 좋아지고 있어요. 지금까지는 세계 표준적인 치료량 사용이 허용되지 않았는데, 최근에는 조금씩 인가되고 있어요.

**간호사**   간호사 눈높이에서는 진정이나 진통관리도 중요해요.

**전문의**   아무리 올바르게 인공호흡관리를 해도 알람만 울려대는 상태라면 엉망인거죠. 간호사 님, 인공호흡기 적용 중에 진정이 필요한 환자는 어떻게 대처하고 있나요?

**간호사**   미다졸람이나 프로포폴 5~20 mL/hr를 지속적으로 사용하고 있습니다. 진정되지 않으면 바로 용량을 늘리는 식입니다.

**전문의**   최근 근거(2012년 현재)는 지속적으로 진정제를 사용하기보다 1일 1회 진정제를 중단해 보는 진정제 중단법(daily interruption of sedation, Sedation vacation이라고도 합니다)이 권장되고 있어요. 1일 1회 진정제를 중단하고, 환자의 진정도를 평가합니다. 만약 필요하다면 진정제를 반감하여 재개했다가 다음날 다시 중단합니다. 이것을 매일매일 계속할 수 있는 방법이 좋다고 해요.

**수련의**   진정제를 끊어버리면 환자가 일어나서 인공호흡기랑 부딪칠 것 같아요.

맞는 말이에요. 그래서 진정제를 중단하고, 자발호흡을 평가합니다. 이것을 자발호흡 시도(spontaneous breathing trial) 합니다. 이것도 근거 수준이 높은 관리법이에요.

**간호사** 깨어 있으면 환자가 괴롭잖아요? 진정상태가 얕으면 아픈 듯이 인상을 찡그리는 걸요.

**전문의** 맞아요. 아파서 괴로울 때 필요한 것은 진정이 아니라 진통제죠? 진정이 얕아지고 나서야 비로소 드러난 문제점이라는 거죠. '중증 환자는 모름지기 통증에 노출되어 있다고 생각해야 한다'가 대원칙이에요.

**간호사** 확실히 통증에 대해 진정제로 조절해서는 안 될 것 같아요.

**전문의** 훌륭한 생각입니다. 미국과 유럽에서는 경구삽관(oral intubation)으로 인공호흡기 적용 중인 환자에게 일반적으로 마약을 사용합니다. 우선 통증을 충분히 덜어주는 것이 중요해요. 진정제는 제대로 진통이 이뤄진 후에 사용하라는 것이죠.

**간호사** 통증을 제대로 다스려서 괴롭지 않으면, 환자가 일어나 있어도 괜찮은가요?

**전문의** 그럼요. 앉고, 서고, 경우에 따라서는 걸어도 되는 거 아닌가요? 인공호흡관리를 비롯한 집중치료의 진보에 따라 중증 환자의 생존률은 향상되고 있어요. 하지만, 막상 살아났는데 ADL (일상생활 수행능력)이 떨어져서 누워 있는 상태가 되어 버렸다는 얘기도 자주 들어요. 생존 그 후를 예상하며, 조기 재활이 중요하다는 것도 보고되고 있어요. 복부 수술을 받은 환자는 수술 다음날부터 열심히 걷게 하거나 하잖아요? 인공호흡기 적용 중인 환자만 특별시할 필요는 없어요. 뭐, 기관내관 문제도 있으니, 충분한 감시 하에 실시할 것이 전제지만요.

**간호사** 흠. 일어나 있어도 문제없군요.

**전문의** 일어나 있는 게 좋을 거예요. 기본적으로는 30~45°의 머리 올린 상태를 유지하도록 해야 하고요.

**수련의** 오늘 공부가 그다지 중요하지 않은 것 같아요······.

**전문의** 아하하, 사실 맞아요. 이 책에서 공부한 내용은 모든 의료진이 알아두어야 할 공통 언어이고, 중요한 것은 그 후의 관리예요.

간호사는 환자 곁에서 간호하고 보호합니다. 물리치료사는 재활치료를 진행하고, 의공학기사가 의료기기에서 얻은 정보를 임상에 피드백하고, 약사가 다량 사용되는 약제를 포괄적으로 평가합니다.

그 밖에도, 기사나 사회복지사, 수많은 인력들이 협력하여 인공호흡관리 중인 중증 환자를 지지해 가는 겁니다. 그리고 수련의 선생, 의사는 각 의료진의 피드백을 총괄하여 다학제팀으로 접근해야 합니다.

**수련의** 하아, 자신이 없어요······.

**간호사** 수련의 선생님이라면, 문제없어요.

**전문의** 마지막으로, 아주 멋진 연구결과를 전해드리고 마무리를 짓도록 하겠습니다. 덴마크에서 행해진 인공호흡관리 환자에 대한 연구입니다. 이는 경구삽관, 인공호흡기를 적용 중인 환자에게 마약을 이용한 진통을 실시하고 진정제는 원칙적으로 사용하지 않으며, 간호사를 충분히 배치하고, 신체억제도 하지 않는 것입니다. 이를 통해 안전하게 인공호흡관리 시간을 줄일 수 있었다는 것이 보고되었습니다.

**수련의** 왠지 다른 세상 얘기 같아요······. 진정제는 커녕, 신체도 억제하지도 않은 건가요?

**간호사** 간호사를 충분히 배치했다는데, 어느 정도입니까?

**전문의** 기본 1:1 간호입니다. 필요 시에 더 추가했대요.

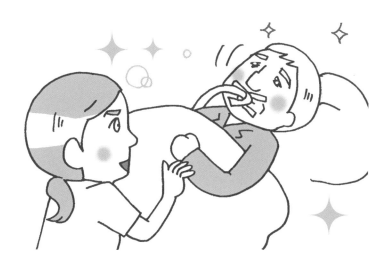

**간호사** 　우리나라에는 그런 인적자원이 없어요.

**전문의** 　물론, 맞아요. 이 연구의 훌륭한 점은 충분한 간호력이 있다면 진정제는 물론, 신체도 억제할 필요 없이 관리할 수 있다는 점이에요. 간호사가 곁에 있는 것의 중요성을 다시 한 번 생각해 주었으면 합니다.

**간호사** 　확실히, 침대 옆에서 자리를 비운 순간부터 연속적으로 '간호사 호출'이 들어와 일을 할 수 없는 경우도 있어요.

**수련의** 　아, 저번에 호출했을 때 말이죠? 진정제를 추가해 달라던 환자.

**전문의** 　물론, 우리나라의 현재 상황으로 보면 진정제나 신체 억제는 앞으로도 필요해요. 그렇지만 간호사 존재 그 자체로, 진정(sedation)효과가 있다는 점도 다시 인식해 주기를 바라요. 환자를 진정시키는 방법은 진정제 투여만이 아니에요. 충분한 진통과 환경을 정돈해서 주위 경치가 잘 보이도록 머리를 올려줍니다. 가능한 한 곁에 있는 시간을 늘려 주고, 그 다음에 진정제를 써 보면 어떨까요.

경우에 따라서는 가족과 함께 있는 것도 좋아요. 모두가 두려워하는 자가 발관 (self-extubation)도 줄일 수 있을 겁니다. 자가 발관을 막을 수 있는 유일한 수단은 간호사가 곁에 있는 것이에요. 간호하고 지키는 것의 중요성을 재인식해 주세요.

마지막으로 간호사 님에게 매우 고귀하고, 훌륭한 일이라고 존경의 마음을 전하며 이 책을 마무리하겠습니다.

**수련의** 제, 젠틀맨······.

산소포화도 [saturation of $O_2$]

　　※ 맥박산소측정기(pulse oximeter)로 측정하는 $SpO_2$ (경피적 산소포화도)와 혈액가스
　　분석에 의한 $SaO_2$ (동맥혈 산소포화도)가 있다. 이 책에서는 주로 전자의 의미로 사용
　　한다.

A/C 　　　보조/조절 환기 [assist/control]

ARDS 　　급성 호흡곤란증후군 [acute respiratory distress syndrome]

C 　　　　순응도 [compliance]

$CaO_2$ 　　동맥혈 산소함유량 [$O_2$ content in artery]

COPD 　　만성 폐쇄성 폐질환 [chronic obstructive pulmonary disease]

$EtCO_2$ 　　호기말 이산화탄소 [end tidal $CO_2$]

$FiO_2$ 　　흡입산소농도 [fraction of inspiratory $O_2$]

IPPV 　　　침습적 양압환기 [invasive positive pressure ventilation]

NPPV 　　비침습적 양압환기 [non-invasive positive pressure ventilation]

$PaCO_2$ 　동맥혈 이산화탄소분압 [partial pressure of $CO_2$ in artery]

$PaO_2$ 　　동맥혈 산소분압 [partial pressure of $O_2$ in artery]

PCV 　　　압력 조절환기 [pressure controlled ventilation]

PEEP 　　호기말 양압 [positive end-expiratory pressure]

PF ratio PF 비 　[동맥혈 산소분압/ 흡입산소농도, $PaO_2/FiO_2$]

PHC 　　　고이산화탄소 허용 [permissive hypercapnia]

PSV 　　　압력지지 환기 [pressure support ventilation]

R 　　　　기도 저항 [resistance]

$SaO_2$ 　　동맥혈 산소포화도 [saturation of $O_2$ in artery]

SIMV 　　동시 간헐적 강제 환기 [synchronized intermittent mandatory ventilation]

TV 　　　　일회호흡량 [tidal volume]

VCV 　　　용량조절환기 [volume control ventilation]

session

**13**

한 걸음 더 나아가……

● 저자 소개

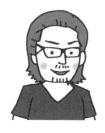

古川力丸 (코가와 리키마루)

일본대학의학부 응급의학계 응급집중치료의학 분야
의료법인 코진카이(弘仁会) 이타쿠라 병원 응급부 부장

■ 전문: 집중치료의학(특히 인공호흡관리)

■ 주요 활동:
- 미국 중환자의학회(SCCM) 인정 FCCS 강사, 디렉터
- 동 PFCCS 강사, 디렉터
- 미국 심장병학회(AHA) 인정 BLS 강사, PALS 강사
- 인공호흡관리에 대해서 배울 수 있는 DVD 『전문의 리키마루의 인공호흡관리 규정』 (케어넷, 2012) 제작, 서적 『세상에서 가장 유쾌한 인공호흡관리』 (메디카 출판, 2013) 저술

■ web상의 활동:
- 인공호흡 관련을 중심으로 블로그, YouTube에서 계몽 활동. 블로그는 매일 200명 이상 접속

**블로그**

　　http://blogs.yahoo.co.jp/rikimaru1979

**YouTube**

　　http://www.youtube.com/user/rikimaru1979